Crédit image de la couverture :
NatashaSergeeva/depositphotos.com,
ursula1964/depositphotos.com.

Graphisme et montage :
Concept ad hoc

ISBN : 978-2-925490-14-2 (broché)
ISBN : 978-2-925490-15-9 (ePub)
Publié par Autopsie Éditions
Première édition, 2025

Dépôt légal : 3e trimestre 2025
— Bibliothèque et Archives nationales du Québec
— Bibliothèque et Archives Canada

Table des matières

Introduction : poser les bases

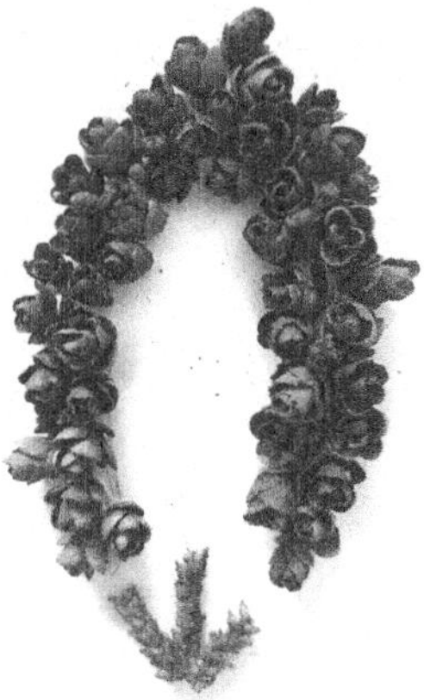

Autour de moi, on parle de plus en plus de théories du complot. Pas seulement sur internet, mais aussi dans les soupers, les réunions de famille, les discussions entre collègues ou entre amis. Ma curiosité a été piquée. J'ai commencé à creuser. Au départ, c'était un peu par amusement. Je me suis plongée dans certaines théories, parfois absurdes, parfois dérangeantes, parfois brillamment construites. J'ai été surprise, j'ai ri, j'ai douté. Et j'ai continué. Parce que derrière les exagérations, j'ai vu quelque chose de plus profond. Un malaise. Une méfiance. Une manière de chercher des réponses dans un monde qui va trop vite.

Comme je mène des recherches depuis des années dans le cadre de mon travail, j'ai voulu faire le même exercice ici : aller au fond des choses. Comprendre les mécanismes. Regarder les sources. Distinguer les faits, les perceptions, les manipulations. Ce projet est devenu un véritable terrain d'enquête, riche en surprises, que j'ai voulu partager. Parce que les complots ne sont pas que des délires marginaux. Ils touchent à des enjeux bien réels : science, santé, identité, démocratie, technologie.

Ce livre ouvre une porte sur un monde fascinant, déroutant. Un monde qui amuse parfois, mais inquiète aussi. Parce que derrière les théories, il y a toujours une question sérieuse : à qui fait-on confiance ?

Pourquoi ce livre ?

Je n'écris pas ce livre pour convaincre ni pour dénoncer. Je ne suis pas complotiste, mais je ne méprise pas non plus ceux qui doutent. Ce projet est né d'un mélange de curiosité et de rigueur. J'ai voulu comprendre. Lire ces théories de l'intérieur. Les prendre au sérieux, sans les cautionner. Les explorer, pas les caricaturer.

Ce qui avait commencé comme une simple exploration est devenu une enquête à part entière. J'ai plongé dans des textes, des vidéos, des forums, des livres. J'ai passé des heures à chercher, comparer, recouper. J'ai parfois été fascinée par la logique interne de certaines théories, parfois secouée par leur violence, souvent étonnée par leur pouvoir d'attraction. Ce travail m'a permis de voir le monde autrement, même si je n'y ai pas adhéré.

Chaque chapitre a été construit comme une enquête. J'ai cherché les sources, vérifié les faits, analysé les structures des récits. J'ai tenté de garder une posture lucide, respectueuse, même dans les cas les plus extrêmes. On n'est jamais complètement neutre, mais on peut choisir d'être honnête. C'est ce que j'ai essayé de faire ici : exposer les faits, sans les tordre. Éclairer, sans ridiculiser. Offrir des outils pour réfléchir, sans imposer de réponses toutes faites.

Ce livre s'adresse à ceux qui veulent comprendre. Ceux qui entendent parler de ces théories, mais ne savent plus trop quoi en penser. Ceux qui ne cherchent ni sensationnalisme ni mépris, mais un regard rigoureux, humain et accessible. Mon objectif n'est pas de trancher, mais de montrer ce que ces croyances révèlent, non seulement sur elles-mêmes, mais sur notre époque.

Qu'est-ce qu'un complot ?

Certaines théories sont faciles à classer. D'autres sont beaucoup plus ambiguës. Ce livre le montre bien : refuser un vaccin ou croire à la simulation, ce n'est pas automatiquement adhérer à un complot. Il y a des zones floues. La frontière n'est pas toujours évidente.

Pour qu'on parle vraiment de complot, deux éléments doivent être réunis. D'abord, il doit y avoir des intentions malveillantes, c'est-à-dire l'intention de nuire, de manipuler ou de tromper. Ensuite, puisque ces intentions sont malveillantes, elles ne peuvent pas être assumées au grand jour : elles doivent être dissimulées.

Le complot suppose donc une action menée dans le secret, à l'abri des regards, par un groupe qui agit dans l'ombre. Ainsi, la conspiration peut être définie comme : « L'action secrète d'un groupe de personnes ayant des intentions malveillantes. » (UNESCO et Chaire UNESCO en prévention de la radicalisation et de l'extrémisme violents, 2022).

C'est cette définition qui sert de point d'ancrage à l'ensemble du livre.

La structure des chapitres

Chaque chapitre est construit selon la même logique. Cette structure permet de comparer les théories entre elles, de faire ressortir des constantes tout en assurant une analyse structurée, point par point. On commence par un résumé du complot, tel qu'il circule dans les milieux concernés. Puis on entre dans les détails : pourquoi cette théorie circule, comment elle s'explique, qui en serait responsable, et dans quel but. On explore ses différentes versions.

On prend ensuite le temps de vérifier certains faits : ce que la théorie avance, ce qui est vrai, ce qui est exagéré, ce qui est inventé. On ne cherche pas à tout démonter d'un bloc. Au contraire : plusieurs de ces théories s'appuient sur des éléments réels, ou sur des tensions bien présentes dans la société. Ces tensions sont présentées dans chaque chapitre.

On remonte ensuite à l'origine du complot : quand est-il apparu, dans quel contexte, comment s'est-il transformé ? Puis on observe sa popularité, sa diffusion dans le monde, notamment à travers les recherches en ligne et les données issues d'internet. On termine par les impacts concrets de cette croyance, suivis d'une courte réflexion sur son avenir : va-t-elle s'amplifier, se radicaliser, disparaître ?

Présentation des chapitres

Ce livre est le premier d'une série consacrée aux grandes théories du complot. Ce premier tome en explore six, choisies pour leur diversité et parce qu'elles touchent, chacune à leur manière, à des zones sensibles : notre rapport au savoir, à l'environnement, au corps, au pouvoir mondial ou à l'identité culturelle.

On ouvre avec la terre plate. Un complot qui permet de bien poser les bases. Car tout y est : rejet de la science officielle, méfiance envers les institutions, sentiment d'appartenance à une communauté qui « sait » ce que les autres ignorent. Pour les platistes, l'observation prime : l'horizon est plat, et la science ment. Ce complot est aussi l'un des plus structurés. Il repose sur un système complet, avec son propre vocabulaire, ses méthodes, ses cartes, ses modèles. En cela, il résume à lui seul les rouages profonds du complotisme.

Viennent ensuite les chemtrails. Un complot visible à l'œil nu. Chaque jour, ces traînées blanches laissées par les avions dans le ciel ravivent l'idée d'une opération toxique à grande échelle. Mais derrière cette accusation, se dessinent des préoccupations plus profondes : pollution de l'air, manipulation du climat, omniprésence de l'aviation, surconsommation mondiale. Même sans complot, le ciel porte les traces visibles de nos excès.

Avec la grande réinitialisation, le complot change d'échelle. Cette fois, ce serait le Forum économique mondial qui tirerait les ficelles. Abolition de la propriété privée, surveillance numérique, refonte de la société au profit des élites. Ce scénario soulève des enjeux de société bien réels : concentration des richesses, pouvoir grandissant des grandes entreprises, numérisation accélérée, effacement du débat démocratique. Dans un monde qui s'emballe, nombreux sont ceux qui se sentent écartés des décisions. L'impuissance qu'ils ressentent devient un terreau fertile pour la méfiance et la contestation.

Vient ensuite le complot vaccinal. Ici, c'est le corps et l'intimité qui sont en jeu. Chaque seringue cacherait un poison. Depuis des décennies, tous les vaccins sont perçus comme suspects, accusés d'affaiblir le système immunitaire, de nuire à la fertilité ou d'introduire des technologies de surveillance. La pandémie de COVID-19 a agi comme un catalyseur, renforçant cette méfiance déjà bien ancrée. Ce rejet s'enracine dans des réalités tangibles : scandales, concentration des pouvoirs, inégalités d'accès. Ce complot a des conséquences concrètes, dont le retour de maladies qu'on pensait avoir vaincues.

Avec l'extermination des Blancs, on entre dans un territoire plus politique, plus émotionnel, plus explosif. Cette théorie repose sur deux variantes : le grand remplacement et le génocide des Blancs. Elle exprime une peur brute, viscérale : celle de disparaître. Disparaître comme peuple, comme culture, comme civilisation. L'immigration devient le point de cristallisation de ces tensions. Ce complot prend de l'ampleur dans les périodes de crise, quand le besoin d'un coupable se fait sentir. Il glisse aussi dans les discours politiques, parfois à peine masqué, et il porte en lui une violence sourde. Derrière cette peur, certains enjeux méritent pourtant d'être nommés : manque de planification, échecs d'intégration et fossé grandissant entre les attentes de la population et les décisions politiques.

Enfin, on referme ce tome avec la théorie de la simulation. Une croyance étrange en apparence, mais née d'une hypothèse prise au sérieux dans les milieux scientifiques et philosophiques. À l'opposé de la terre plate, qui s'appuie sur les sens, la simulation repose sur des raisonnements mathématiques, des modèles et des équations. Deux extrêmes, mais une même intuition : et si le monde n'était pas ce qu'il semble être ? Un programme. Contrôlé de l'extérieur. Parfois instable. Certains disent avoir des preuves. Si cette idée séduit, c'est qu'elle reflète nos angoisses, notre soif de sens et ce sentiment de vivre dans un monde absurde.

Source et référence

UNESCO et Chaire UNESCO en prévention de la radicalisation et de l'extrémisme violents (2022). *Le mouvement conspirationniste au Québec : leaders, discours et adhésion*. Rapport de recherche présenté au ministère de l'Économie et de l'Innovation du Québec, chaireunesco-prev.ca

Chapitre I

La terre plate : ce que la science ne veut pas voir

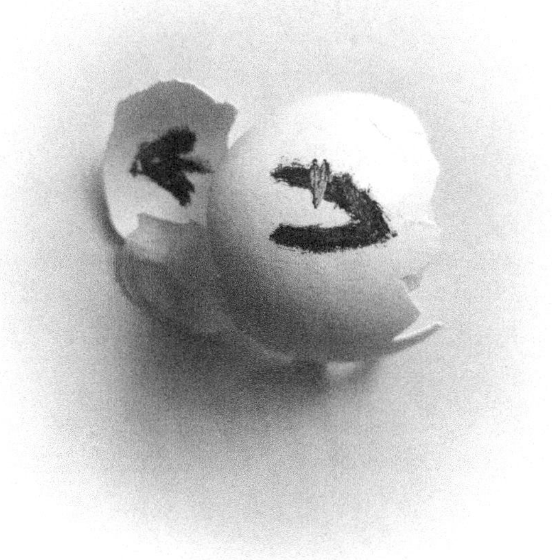

Introduction : comprendre le phénomène de la terre plate

Longtemps considérée comme une croyance du passé, l'idée d'une terre plate a pourtant retrouvé une étonnante vitalité à l'ère du numérique. Au-delà des images caricaturales que l'on pourrait en avoir, cette théorie soulève des questions plus profondes sur notre rapport à la connaissance, à la science, et à la manière dont certaines croyances gagnent en légitimité dans l'espace public.

Ce chapitre propose de plonger au cœur de cet univers fascinant. Comment les partisans de la terre plate décrivent-ils le monde ? Quelles sont les origines de cette croyance ? Comment se diffuse-t-elle à l'échelle mondiale, et quels sont ses impacts ? Au fil des pages, nous allons explorer ses représentations, ses communautés, ses évolutions possibles, tout en gardant un regard curieux et analytique.

1. Au cœur de la croyance : la terre plate

Dans cette partie, on explore les ressorts d'une croyance tenace, bien plus vaste qu'un simple débat sur la forme de la terre. Elle repose sur un rejet des sciences officielles, une méfiance profonde envers les institutions, et la conviction d'appartenir à un petit groupe qui voit clair là où les autres sont trompés.

1.1 Les bases du complot

Et si tout ce qu'on nous avait appris depuis l'enfance était faux ? Si la terre n'était pas une planète ronde en orbite, mais un disque fixe et plat ? C'est la conviction de ceux qu'on appelle les platistes. Pour eux, la terre est plate, et tout ce qu'on croit savoir, de l'astronomie aux missions spatiales, est un mensonge savamment planifié. L'idée semble inconcevable. Et pourtant, elle circule.

La croyance en une terre plate ne suit pas un seul modèle. Elle se décline en plusieurs variantes, parfois contradictoires. Pour les platistes, cette diversité s'explique par un obstacle majeur : la vérité est cachée, et ils n'ont pas accès aux outils de la science officielle. Faute de moyens pour vérifier, leurs connaissances restent forcément limitées.

Parmi les différentes variantes, l'une domine nettement dans les contenus en ligne. Popularisée par la *Flat Earth Society* et relayée par de nombreux influenceurs sur YouTube, TikTok ou X (anciennement Twitter), elle revient sans cesse dans les vidéos explicatives et sur les forums dédiés.

Dans cette version dominante, la terre est un disque plat et immobile, centré autour du pôle Nord. Les continents sont disposés comme des morceaux éparpillés sur une vaste assiette.

Le mur de glace : frontière du monde connu

À la périphérie du disque, un mur de glace infranchissable identifié à l'Antarctique forme une barrière naturelle qui retient les océans. Il s'agit d'une falaise glacée de plus de 45 mètres de haut, qui s'étend bien au-delà de ce que l'œil peut percevoir.

Cette idée s'appuie, entre autres, sur une description attribuée à l'explorateur britannique Sir James Clark Ross, dont les récits d'expédition au XIXe siècle sont parfois cités par les platistes :

> Jusqu'où s'étend la glace, comment elle se termine, et ce qui se trouve au-delà sont des questions auxquelles l'expérience humaine actuelle ne peut répondre. Tout ce que nous savons, c'est que la neige et la grêle, les vents hurlants, les tempêtes et les ouragans indescriptibles y règnent, et que, dans toutes les directions, « l'accès humain est bloqué par des escarpements abrupts de glace perpétuelle », s'étendant au-delà de ce que l'œil ou le télescope peuvent atteindre, pour se perdre dans l'obscurité. Certains estiment que cette région glacée s'étend à l'infini (Flat Earth Society, 2022a, traduction libre).

Pour les platistes, la véritable étendue du monde reste donc inconnue, hors de portée.

Le firmament : une voûte protectrice

Au-dessus du disque terrestre, un dôme transparent et solide appelé firmament recouvre l'ensemble. Le soleil et la lune sont de petits disques lumineux, d'environ 50 kilomètres de diamètre, qui tournent en cercle sous ce dôme, comme des projecteurs éclairant tour à tour différentes zones de la terre.

Ce mouvement explique l'alternance du jour et de la nuit, ainsi que l'existence des fuseaux horaires. Les étoiles sont elles aussi intégrées à cette voûte céleste, évoluant dans un système entièrement clos.

Les platistes ne croient pas à l'existence d'un univers au sens scientifique du terme. Pour eux, les planètes ne sont pas des sphères en orbite dans le vide, mais de simples points lumineux, semblables aux étoiles, à l'intérieur du dôme. Il n'y a pas de galaxies, pas d'espace en expansion, pas de cosmos infini. Ce qui se trouve au-delà du dôme reste inconnu. Certains parlent d'eaux célestes, d'autres d'un royaume inaccessible. Mais pour la plupart, c'est un mystère total.

Ce qui se trouve sous la terre : un mystère complet

La question de ce qui se trouve sous la terre plate reste sans réponse claire. Selon la *Flat Earth Society*, la terre repose sur une épaisse couche de roches et de matière solide. Certains imaginent une base massive soutenant le disque terrestre, mais la véritable nature de ce « dessous » demeure inconnue, voire inexplorable. Ce flou alimente le mystère entourant les limites du monde accessible.

La gravité remise en question

Dans cette vision du monde, la gravité est rejetée comme une invention de la science officielle. Pour expliquer la chute des objets, plusieurs hypothèses circulent : certains parlent d'électromagnétisme, d'autres de densité ou de pression atmosphérique.

Figure 1 : schéma de la terre plate

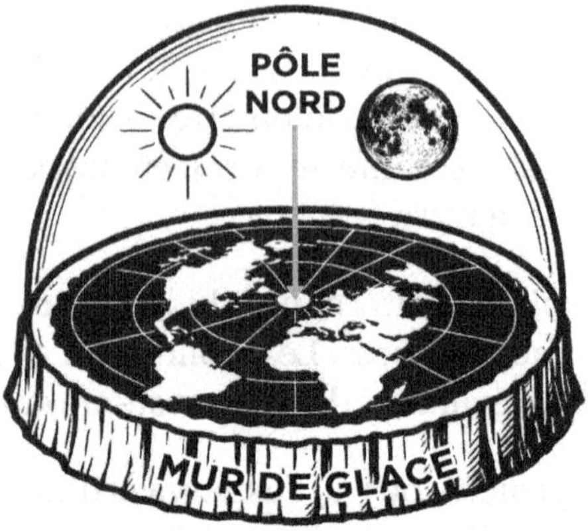

Schéma inspiré des représentations platistes publiques (Flat Earth Society, FlatEarth101)

1.2 Les cartes des platistes

La figure 1 présente un schéma inspiré des représentations platistes publiques, illustrant comment les partisans de la terre plate se figurent le monde.

Puisque les théories varient et que les connaissances sont jugées limitées quant à la forme, la taille et l'emplacement exact des terres, plusieurs interprétations cartographiques circulent.

La plus répandue est la *Gleason's New Standard Map of the World*, publiée par Alexander Gleason en 1892 (voir figure 2). À l'époque, il s'agissait d'une projection destinée au calcul des distances, fondée sur une projection azimutale équidistante centrée sur le pôle Nord. Elle visait à faciliter la navigation et les mesures ferroviaires. Pour les platistes, cette carte correspond parfaitement à leur vision du monde : une terre plate, centrée sur le pôle Nord, entourée d'un mur de glace.

Le logo de l'Organisation des Nations unies (ONU) utilise lui aussi une projection azimutale équidistante centrée sur le pôle Nord, comme la carte de Gleason. À l'origine, ce choix visait à représenter équitablement tous les pays, sans privilégier un continent. Pour les platistes, cette coïncidence est trop parfaite. Ils y voient un clin d'œil délibéré, voire un message secret destiné aux initiés. Selon eux, les élites mondiales cachent la vérité tout en la laissant visible à ceux qui savent regarder. Le logo deviendrait ainsi une « vérité en pleine vue », discrètement glissée dans l'iconographie officielle pour révéler, à ceux qui savent regarder, que la terre est plate.

Figure 2 : carte de Gleason (1892)

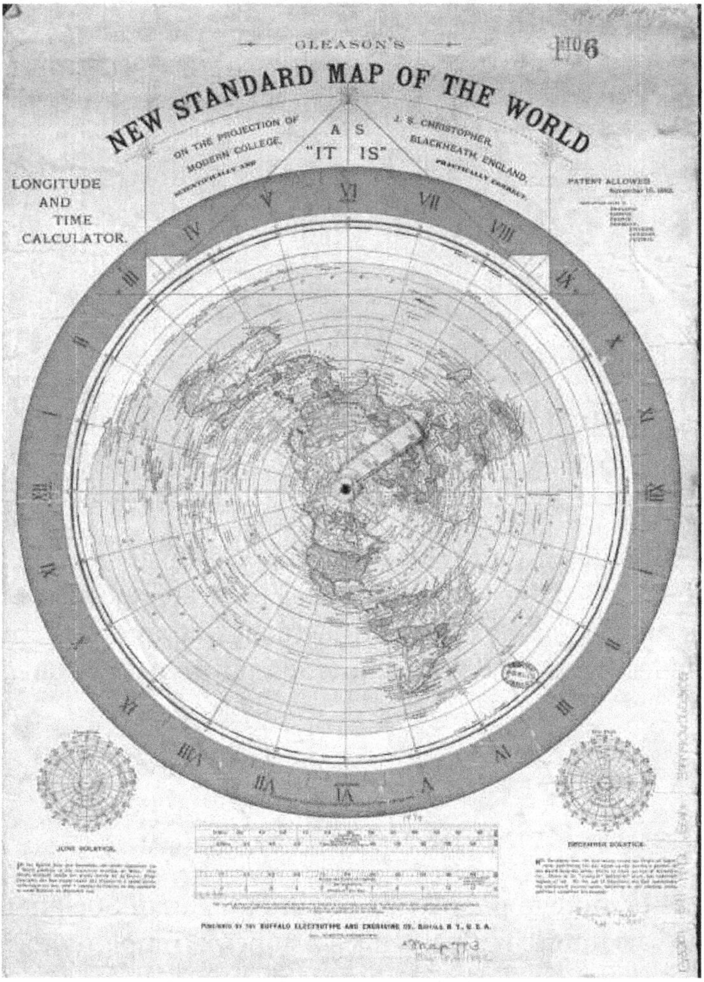

Carte de Gleason (1892), sur la projection de J. S. Christopher.
Norman B. Leventhal Map Center at the BPL, publiée sur Flickr (licence CC BY 2.0).
https://www.flickr.com/photos/boston_public_library/10166679003

Figure 3 : carte de la terre plate, version numérique moderne

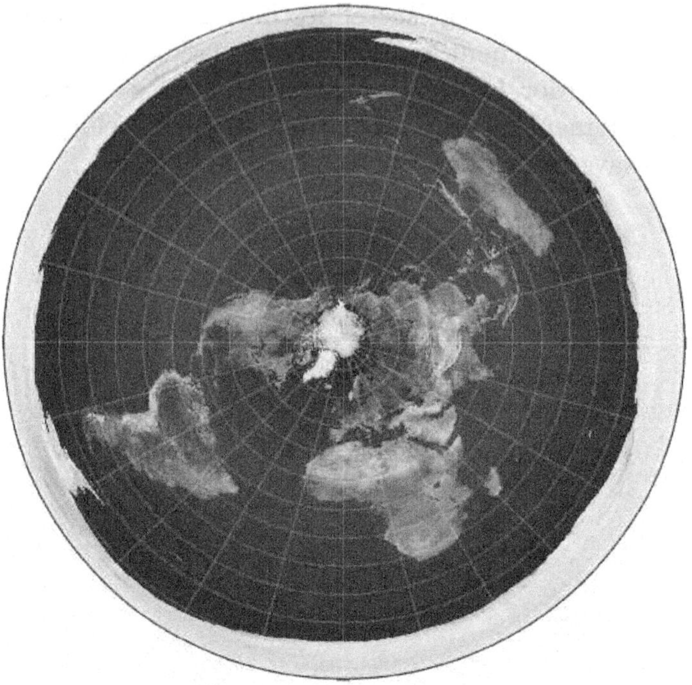

Trekky0623 (2008). Carte du modèle terre plate en projection azimutale équidistante.
Domaine public. Source : Wikimedia Commons.

La figure 3 montre une carte largement diffusée sur les réseaux sociaux. Il s'agit d'une version modernisée de la projection azimutale équidistante, avec des couleurs actuelles et une esthétique qui rappelle les images satellites, lui donnant une allure de « Google Earth ».

1.3 D'autres visions de la terre plate

Bien que le modèle popularisé par la *Flat Earth Society* domine, d'autres variantes circulent dans les milieux complotistes. En voici quelques-unes.

Le modèle de la terre plate infinie

Dans cette version, la terre s'étend à l'infini, comme une plaine sans limites. Le mur de glace existe toujours, mais il ne marque pas la fin du monde. Au-delà, certains imaginent d'immenses étendues inexplorées, avec des terres ou des continents cachés, hors de portée de toute observation humaine.

Le modèle biblique ou religieux

Cette approche repose sur une lecture littérale des textes anciens, en particulier de l'Ancien Testament. La terre y est immobile (Psaume 104:5), posée sur des piliers (Job 9:6 ; 1 Samuel 2:8), et recouverte d'un dôme appelé « firmament », qui sépare « les eaux d'en haut » des « eaux d'en bas » (Genèse 1:6-8). Le soleil et la lune ne sont pas des astres autour desquels gravite la terre, mais des luminaires tournant au-dessus d'elle (Ecclésiaste 1:5).

Pour les partisans de cette vision, la science moderne est une attaque contre Dieu. Le Big Bang, l'évolution ou l'idée d'un univers infini sont vus comme des tentatives pour effacer le rôle central de l'humanité dans la création. Le modèle de la terre plate, au contraire, réaffirme cette centralité : la terre est au centre du monde et de l'existence humaine.

Le modèle de la simulation

Dans cette version plus récente, influencée par la culture numérique, la terre plate n'est pas une réalité physique, mais une simulation. Comme dans un jeu vidéo, ce que nous voyons serait une interface contrôlée par une entité supérieure : intelligence artificielle, conscience créatrice ou civilisation avancée.

Le dôme, les mouvements du soleil et de la lune seraient des éléments programmés dans ce système. Ici, le contrôle ne viendrait pas des gouvernements, mais d'un niveau bien plus élevé, hors de portée de l'humanité.

Cette idée, inspirée de la science-fiction et de réflexions philosophiques modernes, attire ceux qui s'intéressent à la réalité virtuelle et aux univers simulés. Le chapitre 6 nous plongera au cœur de cette hypothèse troublante.

1.4 Un vaste complot mondial pour cacher que la terre est plate

Pour les platistes, cela fait des siècles que les gouvernements, les agences spatiales, les universités, les institutions scientifiques et les écoles mentent délibérément sur la véritable nature du monde. Derrière l'apparente unanimité autour du modèle sphérique se cache une gigantesque supercherie, entretenue depuis des générations.

Ce mensonge relèverait d'un choix stratégique. Révéler la vérité provoquerait un effondrement en cascade : les gouvernements perdraient leur légitimité, la NASA serait discréditée, et tout le système scientifique s'écroulerait.

La NASA se trouve au cœur de cette dissimulation. Elle aurait fabriqué de toutes pièces l'image d'une Terre sphérique : photos satellites, vidéos de la station spatiale, images de la planète vue de l'espace. Tout serait conçu par ordinateur pour entretenir l'illusion (Flat Earth Society, 2022b). Même les satellites visibles à l'œil nu sont des leurres.

Ce n'est pas seulement la NASA qui est pointée du doigt, mais toute la science astronomique : chercheurs, observatoires, planétariums, agences spatiales, tous seraient complices d'un mensonge soigneusement entretenu. Quant aux astronautes, ils ne seraient que des acteurs, grassement payés et tenus au silence.

Une étape charnière de cette imposture se joue dans les années 1950 et 1960, au moment de la course à l'espace. Incapables de franchir les limites de la terre plate, les États-Unis auraient simulé l'alunissage pour prendre l'avantage sur l'URSS. Ce mensonge spectaculaire en aurait entraîné d'autres, pris dans un engrenage devenu impossible à arrêter.

Selon les platistes, plusieurs raisons expliquent cette dissimulation. La première : permettre aux autorités de garder le contrôle sur certaines zones stratégiques, comme l'Antarctique. Cette région, bien plus qu'un désert glacé, recèlerait des secrets majeurs, protégés par le mur de glace. Certains parlent de terres inconnues, d'autres de civilisations cachées, de bases militaires ou d'expériences interdites.

Le Traité sur l'Antarctique de 1959, signé par les grandes puissances, limite l'exploration sous couvert de recherche scientifique et de protection de l'environnement. À leurs yeux, ce traité scelle un pacte du silence : non pour préserver un écosystème, mais pour protéger un secret.

Une autre raison souvent avancée : détourner des milliards de fonds publics. L'exploration spatiale serait une vaste fraude, conçue pour enrichir des agences corrompues tout en protégeant un mensonge d'État.

Certains adhérents à la théorie y voient aussi une motivation spirituelle : effacer le modèle biblique de la création. Faire croire que la Terre est une sphère perdue dans un univers infini, c'est, selon eux, nier l'existence d'un Créateur, rejeter toute finalité spirituelle, et enfermer l'humanité dans un monde sans sens.

Pour beaucoup, croire à la terre plate est donc bien plus qu'une croyance géographique. C'est un acte de défiance face aux autorités, un refus de se soumettre à la version du monde imposée d'en haut.

Même si leurs arguments sont contestés par la science, les platistes s'appuient sur une conviction profonde : la science officielle ne cherche plus la vérité, elle sert le pouvoir. Et c'est cette méfiance radicale qui rend leur croyance si tenace.

Le « faux alunissage » : une théorie sœur

Depuis plus de cinquante ans, une croyance tenace affirme que les missions Apollo n'ont jamais atteint la Lune. Les images des premiers pas de l'humanité sur le sol lunaire auraient été fabriquées en studio, sous la direction du gouvernement américain.

Plusieurs éléments sont souvent mis de l'avant comme preuves :

- l'absence d'étoiles visibles sur les photos prises depuis la Lune;

- le drapeau américain qui semble flotter, alors qu'il n'y a pas d'atmosphère;
- des jeux d'ombres jugés incohérents, évoquant un éclairage artificiel;
- des vidéos trop parfaites pour l'époque, qui exigeraient une technologie de captation bien plus avancée que celle disponible en 1969.

Ces arguments deviennent les piliers d'une contestation qui dépasse les cercles marginaux. Les réseaux sociaux et les vidéos en ligne continuent de faire vivre cette théorie. Sur YouTube, certaines vidéos cumulent plusieurs millions de vues.

Ce faux alunissage aurait été conçu pour atteindre des objectifs bien précis :

- remporter la course à l'espace face à l'URSS;
- justifier les milliards investis dans le programme spatial;
- maintenir l'illusion de la suprématie technologique des États-Unis.

Malgré des explications scientifiques largement accessibles, la théorie du faux alunissage conserve une vitalité remarquable. Elle incarne ce doute persistant qui pousse certains à remettre en question même les exploits les plus emblématiques de l'histoire contemporaine.

1.5 Une science rejetée au nom de l'observation directe

Pour les platistes, la science est avant tout un instrument de contrôle, utilisé par les élites pour imposer des idées complexes et maintenir leur emprise sur la population. Ils parlent d'une « guerre contre la science ». La coupure entre les scientifiques et le grand public alimente ce doute et attire les esprits critiques vers leurs théories.

Au cœur de leur discours, une idée simple : ce que l'on voit et ressent vaut plus que ce qu'on nous enseigne. Il suffirait d'ouvrir les yeux pour constater que la terre est plate. L'horizon reste droit, l'eau ne courbe pas dans un verre et rien ne semble tourner sous nos pieds. Ces observations sont perçues comme des preuves évidentes.

Cette approche s'apparente à un populisme scientifique : une vision de la connaissance qui rejette les institutions, les experts et les diplômes, au profit de l'observation personnelle et du bon sens.

Ces arguments sont souvent relayés par des mèmes, des images virales partagées en ligne, ou des vidéos diffusées massivement. On y tourne en dérision les explications des « globistes », terme utilisé pour désigner ceux qui défendent le modèle de la terre sphérique, jugé absurde et contre-intuitif.

Même s'ils rejettent la science officielle, les platistes s'appuient sur ses méthodes pour défendre leurs idées. Ils réalisent leurs propres expériences, comparent leurs résultats, organisent des rencontres, parlent parfois de « science alternative ». Cette démarche parallèle s'oppose à la science institutionnelle, perçue comme biaisée et corrompue.

Parmi toutes les théories du complot, celle de la terre plate est sans doute la plus structurée. Il ne s'agit pas seulement de soupçons ou de rumeurs, mais d'un système complet, avec ses références, son vocabulaire, ses méthodes et sa logique interne. Cette structure donne l'impression d'un véritable savoir alternatif, autonome et crédible, surtout aux yeux de ceux qui cherchent des réponses hors des institutions traditionnelles.

Mais derrière cette apparence de rigueur, la logique est inversée. Plutôt que d'observer pour formuler une hypothèse, ils partent de la certitude que la terre est plate, puis cherchent uniquement ce qui confirme cette idée. C'est ce qu'on appelle le biais de confirmation : la tendance à ne retenir que ce qui renforce une croyance préexistante. Ce mécanisme psychologique est reconnu comme l'un des moteurs les plus puissants des croyances collectives (Bronner, 2013, p. 46).

Ce que disent les platistes... et ce que répond la science

Les débats entre platistes et scientifiques reviennent souvent sur les mêmes points. Voici les arguments les plus fréquemment avancés, avec les réponses scientifiques correspondantes.

- **L'horizon ne courbe pas, la Terre ne tourne pas, l'eau reste calme. Conclusion : la terre est plate.**
→ La science répond que la taille colossale de la Terre rend sa courbure invisible à l'œil nu. Quant à la rotation, elle est imperceptible, comme dans un train lancé à vitesse constante.

- **Les images spatiales sont truquées.**
→ Il existe de nombreuses photos authentiques, prises par des sondes comme Apollo, DSCOVR ou Himawari-8. Certaines images diffusées sont des compositions numériques, assemblées pour des raisons techniques ou esthétiques.

- **Les avions évitent certaines routes évidentes, et les restrictions sur l'Antarctique servent à cacher la vérité.**
→ Les itinéraires aériens suivent les grands cercles, c'est-à-dire les trajets les plus courts sur un globe. Et si l'Antarctique est encadré par un traité signé en 1959, il reste accessible à certaines expéditions scientifiques et touristiques.

- **Le soleil et la lune tournent au-dessus de la Terre, comme des plafonniers.**
→ Le soleil est situé à environ 150 millions de kilomètres. Les modèles astronomiques expliquent précisément les mouvements des astres et les saisons, validés par l'observation et les calculs.

- **Un hélicoptère en vol stationnaire devrait voir le sol défiler sous lui.**
→ L'atmosphère tourne avec la Terre selon le principe d'inertie. L'hélicoptère reste dans le même référentiel que le sol, comme tous les objets en suspension dans l'air.

1.6 La terre plate comme moteur d'appartenance et d'identité

Croire à la terre plate, ce n'est pas seulement voir le monde autrement. C'est vivre une expérience forte, à la fois personnelle et partagée, marquée par l'impression d'avoir enfin découvert une vérité cachée.

Beaucoup racontent un moment clé dans leur parcours : celui où ils ont « ouvert les yeux ». Cette révélation intime crée la conviction d'avoir percé un secret que la majorité ignore encore. Ils se perçoivent alors comme des esprits critiques, capables de voir au-delà des illusions imposées par les autorités. Cette prise de conscience s'accompagne d'un sentiment d'appartenance à une minorité lucide, opposée à la masse des « endormis ».

Au-delà de cette valorisation individuelle, la croyance nourrit un véritable esprit communautaire. Forums en ligne, conférences, groupes sur TikTok ou YouTube, discussions en direct : les platistes partagent un langage commun, des références et surtout une impression d'être engagés ensemble dans une lutte contre un système dominant qui chercherait à les faire taire. Cette communauté offre du soutien, des échanges constants, et renforce chez ses membres un fort sentiment d'identité collective.

La terre plate redonne aussi au monde un parfum d'aventure et de mystère. Là où la science décrit une planète sphérique évoluant dans un univers froid et prévisible, la théorie platiste propose un récit plus captivant, peuplé de secrets et de zones interdites. Les platistes se voient comme des héros d'aujourd'hui, résistants à la manipulation mondiale. Cette conviction nourrit une forme de fierté, un sentiment d'accomplissement qui les pousse à rester engagés dans la durée.

Ces éléments nous ramènent aux racines de la théorie. D'où vient cette idée, et comment s'est-elle transmise jusqu'à aujourd'hui ?

2. Histoire et origine de la théorie de la terre plate

Pour comprendre pourquoi la théorie de la terre plate séduit encore aujourd'hui, il faut en retracer les origines. Car si elle semble appartenir au passé, son histoire révèle un mélange surprenant de résurgences, de défiance envers les autorités, et d'adaptations aux nouveaux moyens de communication.

L'Antiquité et les fondements scientifiques

La théorie de la terre plate se distingue par un point essentiel : contrairement à d'autres croyances controversées, il n'existe aucun débat scientifique à son sujet. Depuis des siècles, la forme sphérique de la Terre est un fait établi, confirmé par des observations et des calculs répétés depuis l'Antiquité (Aradian, 2024; Garwood, 2007).

Déjà au IIIe siècle avant notre ère, Ératosthène calcule avec une grande précision la circonférence de la planète. Plus d'un millénaire plus tard, Copernic, Galilée et Kepler consolident ces découvertes en démontrant que la Terre est ronde et qu'elle gravite autour du Soleil.

XIXe siècle : naissance d'un mouvement organisé

Pourtant, au XIXe siècle, la croyance en une terre plate refait surface, portée par certains milieux religieux qui lisent la Bible au pied de la lettre.

C'est à cette époque que se distingue Samuel Rowbotham, écrivain et conférencier anglais. En 1849, il publie *Zetetic Astronomy: Earth Not a Globe*, un pamphlet fondateur dans lequel la terre est décrite comme un disque plat, centré sur le pôle Nord et encerclé par un mur de glace.

Rowbotham développe ce qu'il appelle l'« astronomie zététique », une science alternative fondée sur l'observation directe plutôt que sur les théories établies. Il consacre sa vie à défendre cette vision lors de conférences et de débats publics (Garwood, 2007).

XXe siècle : naissance de la *Flat Earth Society*

En 1956, Samuel Shenton relance les idées de Rowbotham en fondant la *Flat Earth Society*. Il défend une « quête zététique » qui valorise l'expérience personnelle et rejette les savoirs institutionnels. À sa mort, en 1971, Charles K. Johnson prend le relais. Depuis le Texas, il redonne de la visibilité au mouvement à travers des bulletins d'information et des débats publics. Leur slogan devient célèbre : *The Earth is flat – and always has been* (La terre est plate – et l'a toujours été.)

Années 2000 : passage au numérique

Après un déclin temporaire, la *Flat Earth Society* connaît un regain d'activité dans les années 2000, en poursuivant la promotion d'une « science alternative ». Mais aujourd'hui, le mouvement ne se structure plus vraiment autour d'elle : la majorité des platistes se retrouvent surtout en ligne, sur YouTube, TikTok ou dans des groupes fermés. La société garde une certaine importance symbolique : elle représente le refus catégorique de croire tout ce que disent les autorités.

Internet et les réseaux sociaux : un nouveau terrain de propagation

Depuis les années 2000, internet transforme profondément le paysage platiste. Les réseaux sociaux jouent un rôle central dans sa résurgence. Sur YouTube ou TikTok, des vidéos provocantes captent l'attention et attisent la curiosité. Les algorithmes amplifient le phénomène : plus on regarde du contenu platiste, plus les plateformes en proposent, créant un effet d'entonnoir qui renforce la conviction des adeptes.

Dans les forums et groupes fermés, cette dynamique s'intensifie. Ces groupes fonctionnent en vase clos. Chacun y retrouve des gens qui pensent comme lui, ce qui renforce l'impression d'avoir raison.

Aujourd'hui, la croyance en la terre plate repose sur un mélange de traditions anciennes, de rejet de l'autorité, et de logiques propres aux réseaux sociaux. Si la *Flat Earth Society* a lancé le mouvement moderne, c'est dans l'univers numérique qu'il a pris toute son ampleur.

Ligne du temps condensée : de l'Antiquité aux réseaux sociaux

La croyance en la terre plate a traversé les siècles, évoluant au gré des contextes culturels, religieux et technologiques. Voici ses grandes étapes :

- **IIIe siècle av. J.-C.**
  Ératosthène calcule la circonférence de la Terre avec une étonnante précision. La sphéricité de la Terre est déjà largement acceptée dans les milieux savants.

- **XVIe au XVIIe siècle**
  Copernic, Galilée et Kepler confirment le modèle héliocentrique et la forme sphérique de la Terre.

- **1849**
  Rowbotham publie *Zetetic Astronomy* et relance la théorie de la terre plate avec sa « science alternative ».

- **1956 ⦿ Début du complot**
  Samuel Shenton fonde la *Flat Earth Society*, qui défend une lecture fondée sur l'observation directe et sur l'idée d'une terre plate.

- **Années 1970**
  Charles K. Johnson redonne de la visibilité au mouvement et popularise le slogan : *« The Earth is flat – and always has been »* (la terre est plate – et l'a toujours été).

- **Années 2000**
  La *Flat Earth Society* renaît, mais internet devient le vrai centre de gravité du mouvement.

- **Depuis les années 2010**
  Explosion sur les réseaux sociaux : vidéos virales sur YouTube, TikTok, forums et groupes privés.

3. Repères statistiques : une croyance difficile à quantifier, mais bien vivante

Estimer le nombre exact de partisans de la terre plate est un vrai défi. Le mouvement, très éclaté, se déploie surtout en ligne, échappant aux outils traditionnels de mesure d'opinion.

Ce qu'on observe, c'est que la théorie continue de susciter la curiosité, surtout chez les jeunes adultes. Sur les réseaux sociaux, les contenus platistes circulent en boucle. Plus on en regarde, plus les algorithmes en proposent, ce qui donne l'impression d'une théorie omniprésente.

Quelques repères illustrent l'ampleur du phénomène :

- La page Facebook officielle de la *Flat Earth Society* rassemble plus de 130 000 abonnés en 2025.
- Des vidéos cumulant plusieurs millions de vues sur YouTube et TikTok relancent régulièrement le débat.
- Des forums, des conférences et des conventions dans plusieurs pays entretiennent l'échange d'idées et renforcent le sentiment de communauté.

Ces chiffres ne traduisent pas forcément une adhésion complète, mais révèlent un écosystème numérique actif, nourri autant par la croyance que par la curiosité.

Intérêt pour la théorie de la terre plate (2020-2025)
Combinaison des recherches Flat Earth et Terre Plate

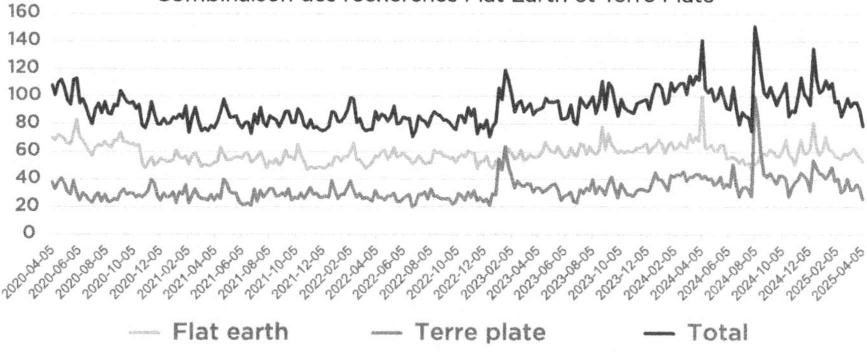

Source : données collectées par l'auteure sur Google Trends

Une présence solide sur internet : l'analyse des recherches Google[1]

Le graphique de la page précédente, basé sur Google Trends, montre un intérêt constant entre 2020 et 2025. Les recherches pour « flat earth » et « terre plate » restent soutenues, bien au-delà d'un simple effet de mode.

Voici ce que révèlent les principales tendances observées :

- Un intérêt stable et élevé, même en dehors de l'actualité. La théorie continue de nourrir la curiosité, portée par un noyau actif d'adeptes.
- Le mot-clé *Flat Earth* domine, ce qui est logique dans un monde largement anglophone. Mais *terre plate* enregistre aussi un bon niveau d'intérêt dans la francophonie.
- Un pic marqué au printemps et à l'été 2024, lié à l'éclipse solaire du 8 avril. Cet événement a offert aux platistes une vitrine idéale pour diffuser leurs idées, entraînant une vague mondiale de recherches.

La régularité des recherches montre que cette croyance reste bien vivante, amplifiée par les réseaux sociaux et les événements médiatisés.

Une diffusion mondiale

Le platisme est un phénomène global. L'analyse géographique des recherches montre une portée qui dépasse les frontières culturelles ou linguistiques.

Le mot-clé *Flat Earth* domine dans les pays anglophones : États-Unis, Canada, Royaume-Uni, Australie, Afrique du Sud, Nouvelle-Zélande. Il circule aussi, dans une moindre mesure, dans des pays comme l'Inde, les Philippines, la Russie, la Suède ou la Finlande.

Terre plate s'impose dans l'espace francophone : France, Belgique, Canada, ainsi que dans plusieurs pays d'Afrique francophone comme la Côte d'Ivoire ou Madagascar.

---

[1] Les données de Google Trends ne représentent pas un nombre exact de recherches, mais un indice de popularité relatif. Un score de 100 correspond au moment où un mot-clé a atteint son pic d'intérêt, et les autres scores sont ramenés à cette échelle. Ainsi, un score faible ne signifie pas nécessairement que le sujet est peu recherché, mais simplement qu'il l'est moins que lors de son sommet.

En combinant les deux expressions, on constate que la théorie touche tous les continents, portée par la complémentarité des langues et la puissance des réseaux sociaux.

Carte francophone (mot-clé Terre plate)

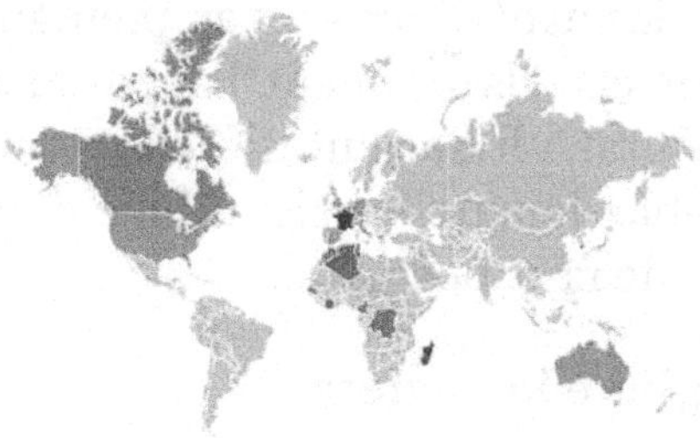

Carte anglophone (mot-clé Flat earth)

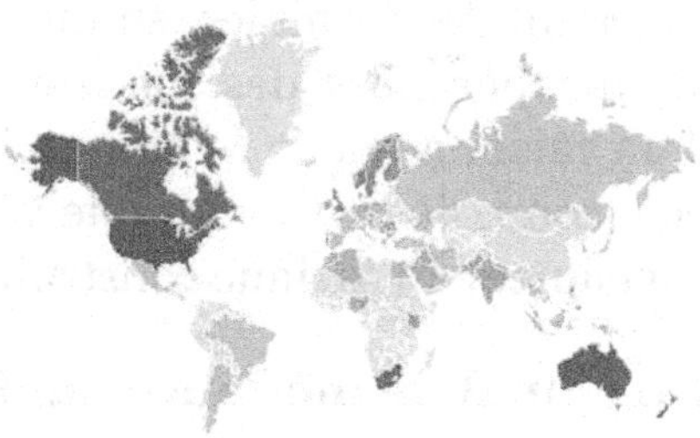

Légende : plus foncé = plus fréquent
Source : données collectées par l'auteure sur Google Trends

4. Les impacts concrets de la théorie de la terre plate

Même si elle peut sembler marginale ou anecdotique, la croyance en la terre plate produit des effets bien réels.

Une passerelle vers d'autres croyances

La théorie agit souvent comme une porte d'entrée vers un ensemble plus large de croyances dites alternatives. En remettant en question un fondement scientifique aussi ancien, les adeptes s'habituent à douter des discours publics dans d'autres domaines : climat, santé publique, gouvernance mondiale.

C'est ce qu'on appelle un effet d'entonnoir : plus on s'y intéresse, plus les contenus suggérés vont loin, ce qui pousse à se méfier encore plus de ce qu'on apprend à l'école ou dans les médias.

Quand la science est détournée

Les platistes s'approprient le langage scientifique pour donner du poids à leurs idées. Ils reprennent des notions de physique ou d'astronomie, parfois avec justesse, mais souvent déformées ou sorties de leur contexte.

En citant des formules, en menant des expériences ou en pointant les incohérences des modèles officiels, ils donnent l'apparence d'un raisonnement rigoureux. Résultat : il devient difficile, pour beaucoup, de distinguer une véritable démarche scientifique d'un enchaînement logique construit sur de faux postulats.

Un climat de méfiance qui fragilise la société

Derrière cette croyance, il y a une grande méfiance envers les institutions officielles : la science, l'école, les gouvernements. La théorie alimente l'idée que des vérités importantes seraient cachées au public, ce qui renforce le rejet des experts et des savoirs partagés.

À mesure que chacun s'attache à sa propre vérité, la société se fragmente. La confiance collective s'effondre, et il devient plus difficile de prendre des décisions ensemble. Cela ouvre la voie à la désinformation, accentue les tensions et affaiblit notre capacité à faire face, ensemble, aux grands défis de notre époque.

Une communauté soudée autour de la croyance

En même temps, la théorie de la terre plate suscite un vrai sentiment d'appartenance. Les échanges dans les forums, les groupes privés ou les conférences renforcent leurs convictions, mais surtout leur impression d'être soutenus et compris. Cette communauté leur fait du bien. Elle apporte du réconfort et aide à briser l'isolement, dans un monde extérieur perçu comme hostile.

Reste à savoir comment tout cela pourrait évoluer.

5. Comment la théorie de la terre plate pourrait-elle évoluer ?

La croyance en une terre plate, bien que marginale, reste active. Portée par les réseaux sociaux et la défiance envers les institutions, elle pourrait prendre plusieurs directions. Voici trois scénarios contrastés pour envisager son avenir.

Scénario 1 : une consolidation discrète, mais durable

La croyance en une terre plate continue de circuler à la marge, portée par les réseaux sociaux et les enchaînements de vidéos qui captent l'attention. Elle s'entremêle de plus en plus à d'autres théories (faux alunissage, simulation, climat, gouvernance mondiale), formant un univers conspirationniste plus large.

À mesure que les technologies évoluent, les démonstrations visuelles gagnent en sophistication : cartes interactives, vidéos immersives, outils de réalité virtuelle... Chaque mission spatiale, chaque éclipse ou image de la Terre vue de l'espace devient une occasion de relancer le doute. Sans devenir dominante, la théorie se renforce et s'adapte au fil du temps.

Scénario 2 : et si c'était vrai ?

Une preuve irréfutable émerge, démontrant que la terre est bel et bien plate. Une fuite massive ou des images impossibles à contester forcent la communauté scientifique à revoir tous ses modèles. Le choc est mondial. Les institutions perdent instantanément leur crédibilité. Des commissions d'enquête sont créées. Les programmes scolaires sont révisés à la hâte.

L'astronomie, la physique, la cartographie et même la géopolitique sont entièrement repensées. Tout s'effondre : les satellites sont démontés, les archives spatiales ouvertes, la NASA démantelée. Des expéditions partent explorer les limites de ce monde redéfini, comprendre ce qu'il y a « en dessous » ou « au-delà ». La population se divise entre ceux qui veulent tout reconsidérer et ceux qui s'accrochent à l'ancien modèle.

Une nouvelle ère commence, faite de confusion, de bouleversements... et de quête de sens.

Scénario 3 : un recul grâce à la pédagogie

Plutôt que de s'éteindre sous la pression ou la censure, la croyance en une terre plate perd de sa force parce qu'elle ne séduit plus. Les preuves scientifiques sont rendues accessibles, concrètes, visibles. Des images satellites, des démonstrations simples, des outils immersifs permettent de comprendre intuitivement pourquoi la Terre est ronde.

Dans les écoles, la géographie et l'astronomie sont revues pour favoriser la compréhension, l'observation et l'expérimentation directe.

Les scientifiques s'impliquent davantage dans le débat public et gagnent en confiance auprès du grand public. Les plateformes réduisent la portée des contenus mensongers, sans les interdire, en les noyant dans une offre pédagogique abondante.

À mesure que la curiosité est satisfaite et que la méfiance décroît, le platisme perd de son attrait. Il devient marginal, dépassé, incapable de se renouveler. La société ne l'écrase pas : elle le rend inutile.

Conclusion du chapitre : une croyance qui défie les siècles

Malgré les siècles de science et de découvertes, la théorie de la terre plate continue de circuler, soutenue par la dynamique des réseaux sociaux et un désir persistant de visions du monde différentes. Elle rappelle que, dans un monde saturé d'informations, certaines croyances savent traverser le temps et s'adapter aux outils modernes.

Un phénomène qui, à l'image de ses partisans, continue de défier les idées reçues et d'alimenter notre curiosité collective.

Sources et références

Sources issues des communautés platistes

Dubay, E. (2014). *The Flat Earth Conspiracy.*

Flat Earth 101 (2025). *Site de ressources et cartes.* flatearth101.com

Flat Earth Society (2022a). *The Ice Wall.* Plateforme collaborative sur la Terre plate. wiki.tfes.org

Flat Earth Society (2025b). *Site officiel.* theflatearthsociety.org

Rowbotham, S. B. (1849). *Zetetic Astronomy: Earth Not a Globe.* London: A. Heywood. (Édition originale, rééditée plusieurs fois depuis.)

Analyses historiques et sociologiques

Aradian, A. (2024). « Post-vérité scientifique sur Facebook : un voyage en Terre plate », dans *Post-vérité : la crédibilité du discours scientifique à l'heure des « faits alternatifs »*, Presses universitaires de Rennes.

Bronner, G. (2013). *La démocratie des crédules.* Paris : Presses Universitaires de France (PUF).

Garwood, C. (2007). *Flat Earth: The History of an Infamous Idea*, Pan Macmillan.

Plait, P. (2002). *Bad Astronomy: Misconceptions and Misuses Revealed, from Astrology to the Moon Landing « Hoax ».* Wiley.

Tremblay, G. (2022). *La théorie contemporaine de la terre plate : analyse sociologique d'une croyance collective à l'ère de la post-vérité, mémoire de maîtrise,* Université du Québec à Montréal.

Documentaire

Clark, D. J. (2018). *Behind the Curve,* documentaire diffusé sur Netflix.

Cartes

Gleason's New Standard Map of the World (1892), sur une projection azimutale équidistante. Carte publiée à l'origine par le Buffalo Electrotype and Engraving Co., selon le modèle de J. S. Christopher (Modern College, Blackheath, England). Source : Norman B. Leventhal Map Center, Boston Public Library, Flickr, (licence Creative Commons BY 2.0).
https://www.flickr.com/photos/boston_public_library/10166679003

Carte du modèle Terre plate avec mur de glace (2008), représentation visuelle d'une projection azimutale avec « Ice Wall » périphérique. Auteur : Trekky0623 (Wikipedia Commons). Domaine public.

Chapitre II

Chemtrails : ce qu'on nous disperse dans le ciel

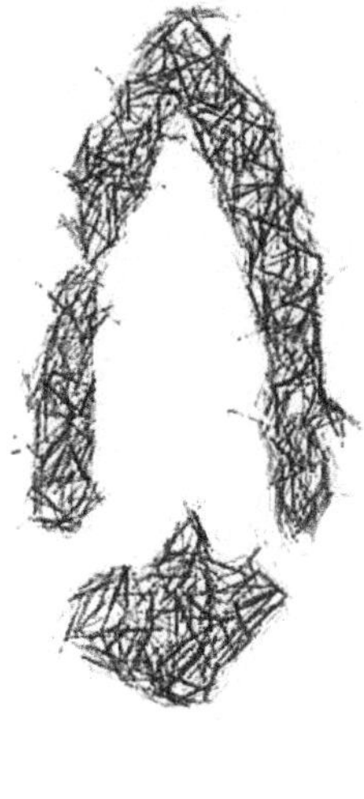

Introduction : comprendre le phénomène des chemtrails

Chaque jour, en levant les yeux, on aperçoit ces traînées blanches laissées par les avions, désormais bien présentes dans notre ciel. C'est ce qui rend la théorie des chemtrails si particulière : elle s'ancre dans un phénomène réel, visible et scientifiquement reconnu, lié à la hausse du trafic aérien, à la formation de nuages artificiels et à l'impact de l'aviation sur le climat et la qualité de l'air.

Mais là où la science voit les conséquences de nos activités industrielles, la théorie y lit les signes d'une opération volontaire, dissimulée et menée avec des intentions malveillantes. Ce décalage montre comment des inquiétudes réelles peuvent nourrir des théories spectaculaires.

Dans ce chapitre, nous proposons de plonger dans cet univers : comprendre l'origine de la croyance, explorer les arguments avancés, et suivre les trajectoires qui permettent à cette théorie de perdurer.

1. Au cœur de la croyance : les chemtrails

À première vue, les traînées laissées par les avions semblent anodines. Pourtant, pour de nombreux citoyens, elles cacheraient des opérations secrètes de manipulation du climat ou de la santé publique. Cette première partie explore les raisons de cette croyance, les hypothèses qui l'alimentent, ainsi que les explications scientifiques, souvent méconnues, qui révèlent d'autres réalités tout aussi préoccupantes, notamment en matière de pollution atmosphérique.

1.1 Les bases du complot

Les traînées blanches laissées par les avions sont appelées traînées de condensation, ou *contrails* en anglais. Elles se forment lorsque les gaz chauds des moteurs rencontrent l'air froid en altitude, provoquant la condensation de la vapeur d'eau. Pourtant, certains avancent que, si ces traînées persistent au lieu de se dissiper rapidement, c'est parce qu'elles contiennent des substances chimiques ou biologiques, volontairement pulvérisées à haute altitude, à l'insu des populations.

Ces traînées sont alors désignées par le terme *chemtrails*, contraction des mots anglais *chemical* (chimique) et *trail* (traînée), tout comme contrail dérive de *condensation* et *trail*.

Cette hypothèse s'inscrit dans un climat de méfiance croissante envers les institutions et suscite de nombreux débats, notamment sur les réseaux sociaux, où les images de cieux striés alimentent les interrogations.

1.2 Pourquoi pulvériser ? Les hypothèses derrière les chemtrails

Pour les partisans de la théorie, ces traînées blanches correspondent à des épandages chimiques ou biologiques, aux objectifs multiples.

Le contrôle du climat : entre solution au réchauffement et arme stratégique

Au cœur des chemtrails, une idée domine : des substances seraient volontairement dispersées dans l'atmosphère pour modifier le climat, soit pour freiner le réchauffement, soit au contraire pour provoquer des désastres météorologiques.

La version la plus répandue affirme que ces pulvérisations visent à ralentir la hausse des températures. En formant un voile dans l'atmosphère, elles réfléchiraient une partie des rayons du soleil, limitant ainsi l'effet de serre. Ce scénario s'appuie sur des recherches bien réelles en géo-ingénierie, notamment sur l'injection d'aérosols soufrés dans la stratosphère. Nous y reviendrons dans la prochaine partie.

D'autres, au contraire, interprètent ces pulvérisations comme une arme géopolitique. Les chemtrails provoqueraient sécheresses, inondations, incendies ou catastrophes planifiées, au service d'intérêts militaires ou économiques. Selon cette logique, certaines substances, une fois diffusées dans l'atmosphère, modifieraient localement l'humidité ou la pression de l'air, déclenchant des phénomènes extrêmes. Certains vont plus loin, avançant l'idée d'une fonte planifiée de l'Arctique, destinée à rendre exploitables des gisements pétroliers jusqu'ici inaccessibles (Cairns, 2016).

Cette théorie inverse complètement l'explication officielle du réchauffement climatique. Le dérèglement du climat ne viendrait plus des activités humaines, mais d'interventions secrètes liées aux chemtrails. Les gaz à effet de serre ne seraient qu'un faux prétexte, inventé pour masquer la vérité. Cette idée circule dans certains milieux climatosceptiques.

Dans cette logique, les pulvérisations deviennent une arme pour gêner des opérations militaires, affaiblir des économies agricoles ou rendre les cultures traditionnelles, notamment biologiques, plus vulnérables. Popularisée par le documentaire *Why in the World Are They Spraying?* (2012), cette hypothèse s'ancre dans une crainte plus large : une dépendance accrue aux multinationales, à leurs semences brevetées et à l'uniformisation des cultures.

Affaiblir la santé publique

Une autre hypothèse avance que ces pulvérisations ont pour but d'affaiblir la santé des populations. Respirer ces particules entraînerait une hausse des maladies respiratoires, des allergies ou un affaiblissement du système immunitaire. Certains vont plus loin, affirmant que ces substances contribuent à la progression de maladies neurodégénératives, comme la maladie d'Alzheimer ou la maladie de Parkinson, en facilitant l'accumulation de toxines dans le cerveau.

L'objectif est de rendre les populations plus vulnérables et dépendantes des systèmes de santé et de l'industrie pharmaceutique. D'autres suggèrent que ces épandages servent à tester discrètement l'impact de substances biochimiques sur de larges groupes humains, sans leur consentement.

Contrôler les comportements humains

Certains avancent que les chemtrails influencent directement le comportement humain. Les particules dispersées dans l'atmosphère agissent sur le système nerveux, modifient l'humeur, la concentration ou la capacité de réflexion critique.

Elles jouent également un rôle d'amplificateur pour relayer des ondes électromagnétiques émises par des antennes ou d'autres dispositifs. Une fois en suspension dans l'air, ces particules forment un réseau invisible destiné à propager des signaux qui altèrent la résistance mentale.

Réduire la population mondiale

Dans les versions les plus radicales, les chemtrails font partie d'un vaste plan destiné à réduire progressivement la population mondiale.

Face à la croissance démographique et à la raréfaction des ressources, certaines élites souhaitent limiter la population pour maintenir leur contrôle sur l'économie et préserver leur mode de vie privilégié.

Les substances diffusées dans l'atmosphère seraient conçues pour affaiblir la santé sur le long terme : en augmentant les maladies chroniques, en diminuant la fertilité ou en réduisant progressivement l'espérance de vie, de manière discrète.

Substances chimiques et biologiques au cœur de la théorie

Des métaux lourds comme l'aluminium, le baryum, le strontium ou le titane sont souvent cités parmi les substances diffusées dans l'atmosphère, avec des effets supposés sur le climat ou la santé humaine.

D'autres évoquent la présence de cendres volantes issues de la combustion du charbon, ou de nanoparticules capables de pénétrer profondément dans l'organisme.

S'ajoutent à cela des composés soufrés, notamment le dioxyde de soufre, associés aux hypothèses de modification climatique, ainsi que, dans les versions les plus radicales, des polymères microscopiques ou des agents biologiques comme des virus et des bactéries.

1.3 Qui tirerait les ficelles ?

Derrière toutes les hypothèses sur les chemtrails, une conviction domine : ces pulvérisations font partie d'une opération secrète, soigneusement dissimulée au public, quels que soient les objectifs poursuivis.

Les accusations se concentrent sur quelques acteurs majeurs. Certains accusent des gouvernements ou des alliances militaires internationales, comme l'Organisation du traité de l'Atlantique Nord (OTAN). D'autres pointent du doigt des multinationales de l'agro-industrie ou de la chimie, soupçonnées d'être impliquées dans ces programmes secrets.

Selon cette logique, pouvoirs publics, intérêts privés et forces militaires agissent ensemble, guidés par des objectifs communs de domination économique, de stratégie géopolitique, de gestion des ressources ou de transformation démographique. Ce scénario illustre un climat de méfiance généralisée envers les élites, perçues comme alliées dans un vaste projet de contrôle de la société.

1.4 Quand le ciel devient suspect

L'observation du ciel constitue le point de départ de la théorie des chemtrails. Appuyés par des témoignages, des analyses citoyennes et des exemples scientifiques, les partisans construisent une explication qui, pour eux, confirme l'existence d'une opération clandestine.

Observer le ciel : le point de départ d'une conviction

La théorie des chemtrails prend appui sur un constat simple et visible : le ciel d'aujourd'hui n'est plus celui d'hier.

Dans de nombreuses régions du monde, le ciel est désormais sillonné de traînées blanches plus nombreuses, plus larges et surtout plus persistantes. Ces lignes s'étirent parfois jusqu'à former un voile épais, altérant la clarté du ciel et filtrant partiellement la lumière du soleil.

Ce phénomène est bel et bien observable à l'œil nu. Comme l'explique Uscinski (2018), c'est précisément parce que chacun peut le constater que la croyance trouve une base solide dans l'esprit du public. À cela s'ajoutent les souvenirs d'un ciel plus pur : beaucoup évoquent une époque où le bleu était plus éclatant et où les traînées d'avion se dissipaient en quelques instants.

Aujourd'hui, les traînées en quadrillage, les voiles dans le ciel, les trajectoires inhabituelles et la présence d'appareils jugés suspects sont perçues comme les signes d'une opération planifiée.

Figure 1 : ciel quadrillé au coucher du soleil

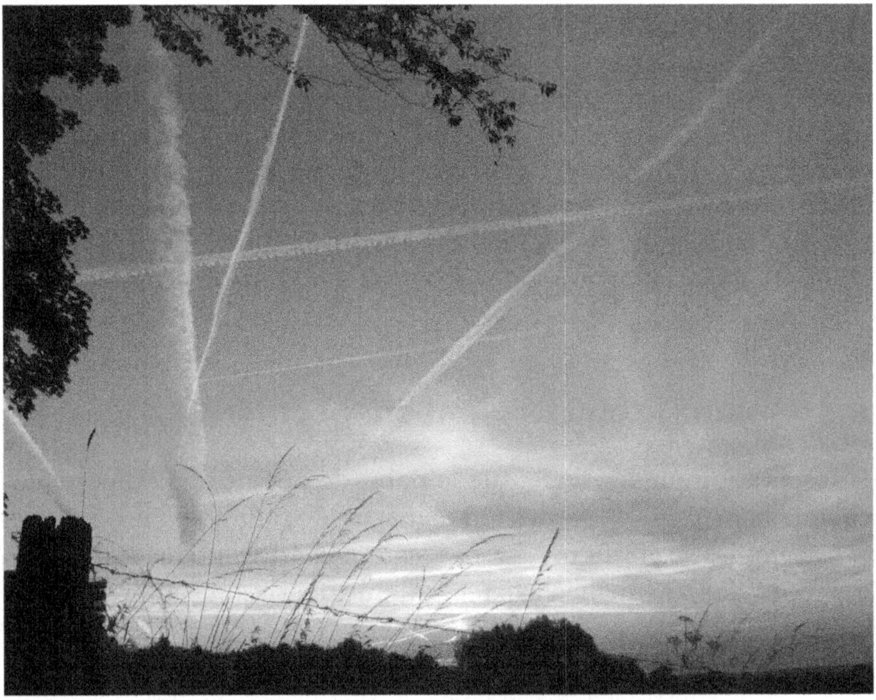

Ciel du soir au-dessus de Vaals (Pays-Bas), marqué par plusieurs traînées de condensation persistantes.
Crédit : domaine public — CC0 1.0, Wikimedia Commons.

Témoignages citoyens et images marquantes

À ce socle d'observations visuelles s'ajoute une multitude d'initiatives citoyennes qui renforcent la conviction d'une dissimulation.

Des particuliers et des groupes militants réalisent des prélèvements de sol, d'eau de pluie ou de poussières, souvent en dehors de tout protocole scientifique reconnu. Leurs analyses, interprétées comme la preuve de contaminations par des métaux comme l'aluminium ou le baryum, sont partagées en ligne.

Les réseaux sociaux amplifient ce mouvement : témoignages anonymes de pilotes ou de techniciens, documents officiels sortis de leur contexte, images impressionnantes d'avions larguant apparemment des substances... Autant de contenus qui frappent l'imaginaire et renforcent l'impression de preuves tangibles.

Même des phénomènes naturels comme les « fils de la Vierge » — des filaments d'araignées portés par le vent — sont parfois interprétés comme des résidus d'épandages chimiques.

Cette combinaison d'observations quotidiennes, d'analyses privées et d'images frappantes alimente chez plusieurs la conviction qu'une opération clandestine est bel et bien en cours.

L'aviation : un outil de dispersion bien réel

Au-delà des simples observations visuelles, la théorie des chemtrails s'appuie aussi sur des pratiques bien réelles, qui montrent que la manipulation de l'atmosphère est non seulement envisageable, mais déjà amorcée.

Aujourd'hui, plusieurs villes utilisent des avions pour pulvériser des insecticides afin de lutter contre les moustiques et prévenir la transmission de maladies. Dans le secteur agricole, l'aviation répand également engrais et pesticides à grande échelle.

Ces usages, connus depuis longtemps, confortent l'idée que la pulvérisation aérienne est une technologie banale et parfaitement maîtrisée.

Par ailleurs, certains projets scientifiques sont parfois interprétés comme des signes d'un contrôle plus poussé de l'atmosphère.

HAARP : un programme scientifique toujours au cœur des controverses

Parmi les projets souvent évoqués dans les discussions sur les chemtrails, HAARP occupe une place centrale. Lancé dans les années 1990 en Alaska, le High Frequency Active Auroral Research Program étudie la ionosphère, cette couche de l'atmosphère chargée en particules électriquement actives.

Grâce à un réseau d'antennes diffusant des ondes radio haute fréquence, les chercheurs cherchaient à mieux comprendre les phénomènes électromagnétiques naturels et à améliorer les communications longue distance, notamment en milieu polaire. À ses débuts, HAARP était financé par des agences militaires américaines, dont l'US Air Force, la Navy et la DARPA (*Defense Advanced Research Projects Agency*), ce qui a rapidement nourri la méfiance. Pour certains, le lien militaire et la nature des recherches cachaient d'autres intentions que celles officiellement annoncées.

En 2015, la gestion du programme est transférée à l'Université d'Alaska Fairbanks, où HAARP fonctionne désormais comme un centre de recherche civile accessible aux scientifiques du monde entier. Les données produites sont publiques, et les recherches portent sur des sujets comme les aurores boréales, les perturbations ionosphériques et les impacts des ondes radio sur l'environnement spatial terrestre (https://haarp.gi.alaska.edu/ 2025).

Malgré cette transition, HAARP reste, dans l'imaginaire complotiste, perçu comme un programme occulte, accusé de manipuler le climat, de perturber les communications et même d'influencer le comportement humain à grande échelle.

HAARP n'est pas le seul projet à susciter la méfiance : les recherches en géo-ingénierie alimentent elles aussi des inquiétudes croissantes.

La géo-ingénierie : science du climat ou menace planétaire ?

La géo-ingénierie désigne les technologies envisagées pour intervenir directement sur le climat, dans le but de réduire les effets du réchauffement ou de contrôler certains phénomènes météorologiques.

Même si la plupart de ces recherches restent théoriques ou expérimentales, elles suffisent à nourrir les inquiétudes liées à la théorie des chemtrails. Pour les partisans de cette théorie, la géo-ingénierie rend crédible l'idée que des substances puissent être volontairement dispersées dans l'atmosphère.

À ce jour, seule une pratique est appliquée de manière concrète : l'ensemencement des nuages par iodure d'argent pour provoquer des précipitations. Cette technique, utilisée localement dans certaines régions confrontées à la sécheresse ou au risque de grêle, reste limitée en portée et en efficacité.

D'autres approches, encore au stade théorique ou de simulation, attirent également l'attention :

- l'injection de dioxyde de soufre dans la stratosphère pour réfléchir une partie des rayons solaires et abaisser la température globale, inspirée de l'éruption du Mont Pinatubo en 1991;

- le blanchiment des nuages marins par brumisation d'eau salée, pour augmenter leur pouvoir réfléchissant et limiter le réchauffement local;

- et l'hypothèse futuriste de miroirs placés en orbite pour filtrer une fraction de la lumière solaire avant qu'elle n'atteigne la Terre.

Face à ces projets, les scientifiques rappellent les risques : modifier des phénomènes naturels majeurs, comme les moussons, pourrait entraîner des déséquilibres climatiques graves et imprévisibles.

Car derrière ces recherches, une question dérange : peut-on vraiment réparer une crise causée par la démesure... en misant sur des solutions encore plus démesurées ? La théorie des chemtrails est fausse, mais elle s'ancre dans une peur fondée : celle de voir la science franchir des limites irréversibles.

Le manque de transparence dans certains projets contribue à alimenter les craintes, renforçant l'idée que la géo-ingénierie pourrait être la partie visible d'un vaste programme de modification climatique (Tingley et Wagner, 2017).

Plusieurs chercheurs appellent à plus de clarté scientifique, afin de contrer les interprétations trompeuses. D'où l'importance de revenir à ce que la science explique réellement sur ces traînées dans le ciel.

1.5 Derrière les traînées : ce que dit la science

Face aux observations du ciel et aux spéculations autour des chemtrails, la science fournit des explications précises sur la formation des traînées et sur l'absence de preuves solides d'épandages chimiques.

Comment se forment les traînées derrière les avions ?

Les traînées de condensation apparaissent principalement derrière les avions de ligne à réaction, qui volent entre 8 000 et 12 000 mètres d'altitude, où l'air est glacial, autour de -40 °C.

Lorsque la vapeur d'eau issue de la combustion du kérosène rencontre cet air froid et humide, elle se condense aussitôt en cristaux de glace, formant les lignes blanches visibles dans le ciel. Ce phénomène peut survenir partout dans le monde, dès que les conditions sont réunies.

À l'inverse, les petits avions à hélices ou les jets privés, volant à plus basse altitude, produisent rarement des traînées visibles, sauf dans de rares cas d'humidité particulière.

La couleur bleue du ciel, telle qu'on la perçoit depuis le sol, n'est pas un indicateur fiable : même par temps clair, des couches très humides peuvent exister en altitude, favorisant la formation de traînées persistantes.

Une fois formées, ces traînées peuvent rester visibles longtemps, voire s'étendre en voiles nuageux composés de cirrus artificiels. Nous reviendrons plus loin sur l'impact de ces nuages, dont l'effet mérite une attention particulière.

Figure 2 : formation des traînées à haute altitude

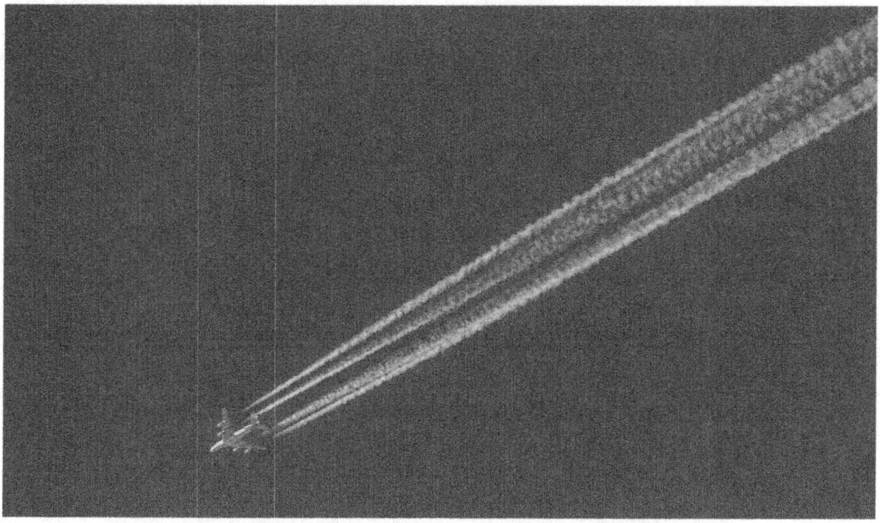

Un Airbus A380 de Singapore Airlines laisse derrière lui quatre traînées de condensation bien visibles.
Crédit : John Robert McPherson, domaine public — CC0 1.0, Wikimedia Commons

Ce que disent les partisans des chemtrails… et ce que répond la science

- **Les longues traînées blanches des avions seraient des épandages chimiques.**
→ Il s'agit de cristaux de glace formés à haute altitude, sous certaines conditions de température et d'humidité.

- **Les analyses de sol révèlent des métaux lourds suspects.**
→ Ces métaux sont naturellement présents dans l'environnement, et les analyses privées manquent souvent de rigueur méthodologique.

- **Les motifs en quadrillage prouvent une pulvérisation planifiée.**
→ Ils résultent du croisement normal des routes aériennes dans les zones très fréquentées.

- **Des témoignages affirment l'existence de programmes secrets.**
→ Ces récits, souvent anonymes, n'ont été étayés par aucune enquête indépendante fiable.

- **Les « fils de la Vierge » seraient des résidus chimiques.**
→ La science les identifie comme des fils d'araignée transportés par le vent lors de leurs migrations.

- **HAARP chercherait à manipuler le climat ou l'esprit humain.**
→ HAARP est un programme scientifique public de recherche sur l'ionosphère, sans capacité d'action sur le climat ni sur le psychisme.

Substances chimiques : aucune preuve scientifique

À ce jour, aucune preuve scientifique ne soutient l'idée d'épandages chimiques organisés par voie aérienne.

En 2016, une enquête internationale menée par une équipe de 77 experts en chimie atmosphérique et en géochimie a permis de trancher clairement la question : 76 d'entre eux n'ont trouvé aucun élément probant soutenant la théorie (Shearer et *al.*, 2016). Le seul expert ayant formulé des réserves évoquait la possibilité d'erreurs liées à l'échantillonnage ou à la méthode d'analyse, mais sans que cela ne constitue une preuve d'épandages chimiques.

Ce consensus confirme que les phénomènes observés — traînées persistantes ou dépôts interprétés comme anormaux par certains — s'expliquent par des mécanismes atmosphériques bien connus, comme la condensation de la vapeur d'eau, ou par la présence de minéraux et de substances déjà présents naturellement dans l'environnement, souvent mal interprétés. Cette étude demeure aujourd'hui la principale référence scientifique sur le sujet.

Réponses officielles : un effet boomerang

Face aux inquiétudes, plusieurs autorités publiques ont également pris position. Aux États-Unis, l'Air Force a officiellement démenti toute implication dans des opérations de manipulation climatique, précisant que les documents souvent cités par les partisans comme *Le climat comme multiplicateur de force : posséder le temps en 2025* relèvent d'exercices de prospective militaire théorique et non de projets réels.

En Europe, la question a été débattue dans plusieurs parlements. En France, dès 2013, les autorités ont rappelé qu'aucune preuve n'existait et que les traînées observées relèvent de phénomènes atmosphériques bien documentés.

Au Canada, le débat reste marginal, bien que des interrogations citoyennes et quelques initiatives politiques aient émergé. Récemment, certains événements, comme les feux de forêt majeurs, ont avivé la méfiance : des théories voisines des chemtrails ont circulé, suggérant que ces incendies auraient été déclenchés ou aggravés par des technologies secrètes liées à la manipulation du climat.

À l'international, des organisations comme le Committee for the Scientific Investigation of Claims of the Paranormal (CSICOP) confirment également l'absence de preuves d'épandages chimiques.

Toutefois, ces démentis officiels ont peu d'effet sur les croyances. Plus les autorités nient l'existence d'un programme secret, plus certains y voient la preuve d'un vaste mensonge organisé : c'est ce qu'on appelle l'effet boomerang.

Comme le souligne Uscinski (2018), ce mécanisme alimente la défiance et rend le dialogue particulièrement difficile. Si la science rejette l'idée d'épandages secrets, elle reconnaît néanmoins que l'activité aérienne transforme de manière visible et mesurable notre atmosphère.

Quand la théorie des chemtrails influence la loi

En 2024, le Tennessee est devenu le premier État américain à interdire explicitement la dispersion de substances chimiques dans l'atmosphère pour modifier le climat ou réduire l'ensoleillement.

Bien que la loi ne mentionne pas directement les chemtrails, elle répond aux inquiétudes véhiculées par la théorie, sans pour autant reconnaître l'existence de telles pratiques.

D'autres États, comme le New Hampshire et la Pennsylvanie, ont proposé des projets similaires. Ces initiatives visent avant tout à apaiser les craintes citoyennes, montrant comment un débat né en ligne peut finir par influencer l'agenda politique, même sans preuve concrète.

1.6 L'aviation et ses effets réels

Les traînées d'avions ne relèvent pas que de l'imaginaire complotiste : elles ont aussi des effets concrets, mesurables, notamment sur la pollution, le climat et la formation de nuages artificiels. C'est ce que nous allons explorer plus en détail ici.

Le ciel quadrillé : plus d'avions, plus de traînées

Depuis plusieurs décennies, le trafic aérien mondial ne cesse de croître. Plus d'avions, plus de vols, et mécaniquement, plus de traînées visibles dans le ciel. Ce simple fait renforce chez beaucoup l'impression qu'il se passe quelque chose d'inhabituel au-dessus de nos têtes.

Après une forte reprise post-pandémie, le trafic aérien mondial a atteint 4,96 milliards de passagers en 2024, selon l'Association internationale du transport aérien (IATA). Il devrait franchir les 5,2 milliards en 2025, puis grimper à 8,6 milliards d'ici 2043. Cela correspond à une croissance annuelle moyenne de 3,6 % sur 20 ans (IATA, 2024).

Derrière ces chiffres, ce sont des milliers d'appareils qui tracent quotidiennement des sillages visibles, accentuant l'impression d'un ciel saturé.

Un phénomène plus discret renforce encore cette transformation : sous certaines conditions atmosphériques, les traînées de condensation ne se dissipent pas rapidement. Elles s'étendent et évoluent en nuages artificiels de haute altitude, appelés cirrus induits. Ces voiles fins s'éloignent des trajectoires initiales des avions, modifiant la limpidité du ciel jusqu'à former un écran diffus entre le soleil et la Terre.

Bien que ces formations soient parfaitement comprises des climatologues, leur multiplication renforce la croyance en l'existence des chemtrails.

Figure 3 : un ciel saturé de traînées persistantes

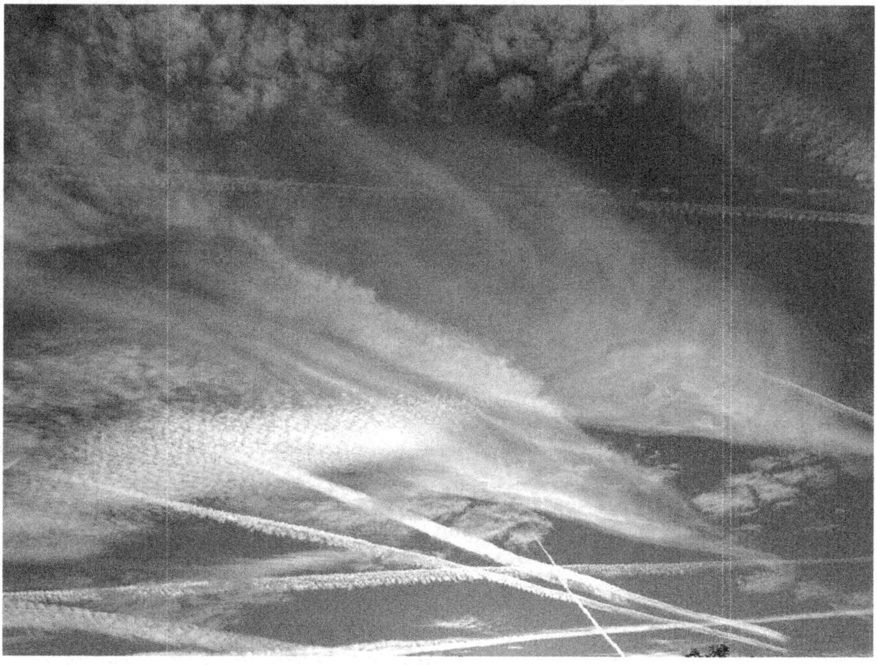

Ciel quadrillé par de nombreuses traînées de condensation. Certaines commencent à se diffuser, formant des nuages artificiels de haute altitude appelés cirrus induits.
Crédit : Domaine public — Pixabay (CCo)

Cirrus artificiels : un impact climatique majeur

Ces nuages artificiels, une fois formés, ne se contentent pas de modifier l'apparence du ciel : ils contribuent aussi au réchauffement climatique. En agissant comme une couverture thermique, ils piègent une partie de la chaleur terrestre, un phénomène connu sous le nom de forçage radiatif positif, et renforcent ainsi l'effet de serre.

Avec la croissance continue du trafic aérien, cet impact s'intensifie. Des projections estiment que, si la tendance se maintient, l'effet climatique des traînées pourrait doubler d'ici 2050, s'ajoutant aux émissions directes de gaz à effet de serre.

Une étude de Lee et *al.* (2020), reprise par Greenpeace (2025), met en lumière un biais majeur dans l'évaluation de l'impact climatique de l'aviation : les bilans officiels se concentrent sur le CO_2, mais négligent largement les traînées persistantes et les cirrus artificiels qui persistent longtemps après le passage des avions. Selon les auteurs, pour tenir compte de ces effets additionnels, il faudrait multiplier par trois les émissions de CO_2 actuellement rapportées, car ces phénomènes contribuent fortement au réchauffement sans être inclus dans les calculs officiels.

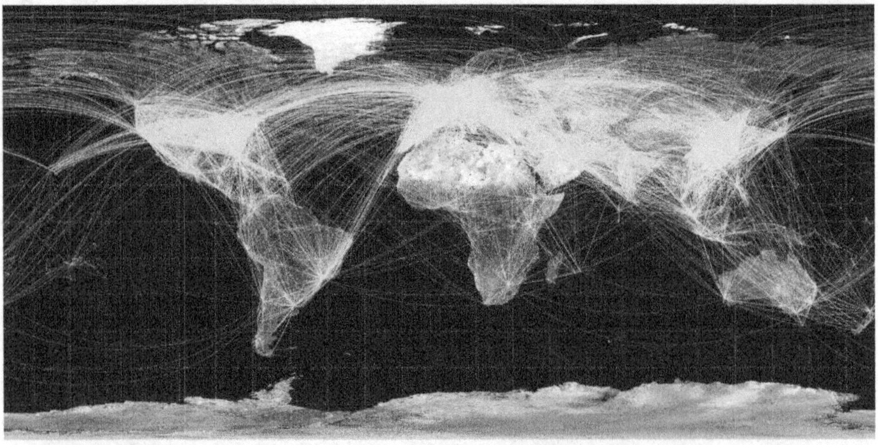

Carte du trafic aérien régulier dans le monde (octobre 2024).
Un simple regard sur cette carte du trafic aérien suffit à mesurer l'ampleur du phénomène : 33 045 itinéraires réguliers recensés en octobre 2024, formant un quadrillage dense entre les principaux continents.
World Airline Routemap 2024 - Wikimedia Commons
(Source : Freddyz, domaine public, CC BY-SA 4.0)

Observer le trafic aérien en direct

Plusieurs outils gratuits permettent de suivre l'activité aérienne en direct, partout dans le monde.

- **Flightradar24 :** visualisation des vols en direct avec origine, destination et altitude.
https://www.flightradar24.com

- **FlightAware :** données détaillées et historiques de vol.
https://www.flightaware.com

- **ADS-B Exchange :** vue complète incluant vols commerciaux, privés et militaires.
https://globe.adsbexchange.com

S'ajoutent aussi les polluants issus de la combustion du kérosène, comme les particules fines et les oxydes d'azote, qui favorisent la formation d'ozone troposphérique et nuisent à la qualité de l'air.

Ce cumul — réchauffement, pollution et transformation visible du ciel — alimente des inquiétudes bien réelles. Même sans complot, le ciel porte déjà les marques visibles de nos activités humaines.

Et cette transformation se fait sentir jusque dans les coins les plus reculés. Même en pleine forêt, loin des routes et des villes, les traînées d'avions sillonnent le ciel, accompagnées du bruit sourd des moteurs. Cette pollution visuelle et sonore traverse les territoires sans chemin, sans obstacle. Là où l'on s'attend à retrouver le silence et l'immensité intacte du ciel, on retrouve les traces de l'activité humaine. Ce constat, vécu au quotidien, alimente un trop-plein, une saturation qui rend plus crédibles les récits de manipulation.

En simplifiant des mécanismes complexes, la théorie des chemtrails offre une explication directe et visuellement convaincante à des inquiétudes bien réelles, là où les réponses scientifiques restent parfois abstraites ou difficiles à saisir (Uscinski, 2018).

Dans un contexte de ciel quadrillé, d'inquiétudes climatiques et de défiance envers les institutions, la théorie des chemtrails continue de gagner du terrain. Pour en saisir toute la portée, il faut remonter à sa source : comment cette idée est-elle née, et pourquoi a-t-elle su captiver autant d'esprits, malgré les démentis scientifiques ?

2. Histoire et origine de la théorie des chemtrails

L'idée que les traînées d'avions dissimulent une opération secrète ne date pas d'hier. Née sur fond de tests militaires et de méfiance envers l'aviation, elle a trouvé un terrain fertile en ligne. Voici comment elle a émergé, circulé et fini par s'ancrer dans l'espace public.

1950 à 1970 : l'aviation commerciale transforme le ciel

Les premiers avions commerciaux capables de laisser des traînées visibles apparaissent dans les années 1950, avec l'arrivée d'appareils volant à haute altitude comme le Boeing 707 et le de Havilland Comet.

À ces altitudes, l'air glacé favorise la formation de cristaux de glace. Le nombre de vols reste toutefois faible à cette époque, ce qui limite la fréquence du phénomène.

1960 à 1980 : des expériences climatiques aux premières interrogations

Bien avant l'émergence du terme *chemtrails*, l'idée que l'homme puisse intervenir sur le climat suscite déjà des inquiétudes.

Dès les années 1960, la communauté scientifique reconnaît que l'aviation peut générer des cirrus artificiels susceptibles d'avoir un impact notable sur l'atmosphère (World Meteorological Organization, 2017).

Pendant la guerre du Vietnam, l'armée américaine mène *Project Popeye*, un programme visant à prolonger artificiellement la saison des pluies pour ralentir les déplacements ennemis. Peu médiatisées à l'époque, ces expérimentations viendront plus tard alimenter l'idée d'un climat manipulé à des fins secrètes.

L'explosion du trafic aérien dans les années 1990

C'est à partir des années 1990 que le phénomène prend une tout autre ampleur. La démocratisation du transport aérien, surtout dans les pays riches, transforme le ciel.

L'ère de la mondialisation et des billets à bas prix fait exploser le nombre de vols. Les traînées, autrefois rares, deviennent omniprésentes et visibles à l'œil nu, quadrillant l'espace aérien.

La naissance du terme *chemtrails* dans les années 1990

La théorie des *chemtrails* prend véritablement forme aux États-Unis dans les années 1990. Des sites comme *Chemtrail Central* ou *Chemtrails Over America* apparaissent alors. Ils rassemblent des témoignages, des photos de ciels striés et des inquiétudes sur la persistance inhabituelle des traînées.

Un document joue un rôle clé dans la consolidation de la théorie : en 1996, des militaires de l'Université de l'Air américaine publient un rapport prospectif intitulé *Le climat comme multiplicateur de force : posséder le temps en 2025*. Bien que théorique, ce texte imagine l'usage du climat à des fins stratégiques. Il est vite interprété comme une preuve par les promoteurs de la théorie, qui y voient un aveu d'intention militaire.

C'est aussi durant cette décennie que les premières recherches sur la géo-ingénierie font leur apparition, notamment autour de l'injection d'aérosols dans la stratosphère. Ces travaux, encore expérimentaux, viendront renforcer l'idée que le climat est manipulé.

Diffusion virale : les réseaux sociaux à partir des années 2000

Longtemps confinée à des forums spécialisés, la théorie des chemtrails a connu une expansion fulgurante au tournant des années 2000, portée par l'émergence d'internet et de documentaires comme *What in the World Are They Spraying?* (2010), qui l'ont largement diffusée.

À partir des années 2010, les réseaux sociaux amplifient le phénomène : sur Facebook, TikTok, YouTube ou X (anciennement Twitter), les images de chemtrails circulent massivement, accompagnées de commentaires alarmistes. Ce type de contenu, visuel et chargé émotionnellement, est rapidement propulsé par les algorithmes. Résultat : la théorie sort des cercles marginaux et s'installe dans l'espace public.

En 2024, un cap est franchi : le Tennessee adopte une loi interdisant explicitement la dispersion de produits chimiques dans l'atmosphère, donnant à cette croyance un écho politique inédit.

Pour en mesurer l'ampleur, il faut maintenant se tourner vers les chiffres : sur les réseaux, dans les moteurs de recherche et à l'échelle mondiale.

Ligne du temps condensée : des premiers avions à réaction aux débats parlementaires

Voici les grandes étapes ayant nourri la théorie des chemtrails, des premières traînées visibles aux prises de position politiques récentes :

- **Années 1940 à 1950**
  Premiers avions à réaction commerciaux : apparition de traînées visibles à haute altitude.

- **1967 à 1972**
  Project Popeye : l'armée américaine tente de prolonger la saison des pluies au Vietnam.

- **Années 1990**
  Démocratisation de l'aviation dans les pays riches : les traînées persistantes se multiplient dans le ciel partout sur la planète.

- **Fin des années 1990 ⦿ Début du complot**
  Le mot *chemtrails* émerge sur les forums américains et gagne en popularité.

- **1996**
  Publication du rapport *Posséder le temps en 2025* : un exercice militaire interprété comme un aveu d'intention.

- **Années 2000**
  Internet et des documentaires comme *What in the World Are They Spraying?* diffusent massivement la théorie.

- **Depuis les années 2010**
  Explosion sur les réseaux sociaux : images virales sur TikTok, Facebook et YouTube. En parallèle, les recherches en géo-ingénierie ravivent les accusations de manipulation.

- **2024**
  Le Tennessee adopte une loi interdisant la dispersion de produits chimiques dans l'atmosphère : la théorie entre dans l'arène politique.

3. Repères statistiques : une croyance active et persistante

La théorie des *chemtrails* ne figure pas parmi les plus largement crues (Uscinski, 2018). Mais elle conserve un noyau dur d'adeptes convaincus, souvent les mêmes qui adhèrent à d'autres récits de manipulation gouvernementale. Ce maintien repose sur un mélange puissant : observations visuelles quotidiennes, méfiance envers les autorités et diffusion continue sur les réseaux.

Même sans données précises sur le nombre d'adhérents, plusieurs indicateurs en révèlent la vitalité : viralité des contenus, groupes actifs en ligne, recherches Google soutenues et diffusion dans plusieurs pays.

Une présence massive sur les réseaux sociaux

La théorie dispose d'un écosystème numérique dense qui alimente sa visibilité. Des milliers de groupes Facebook, des comptes suivis sur X, et des millions de vues sur TikTok avec le mot-clic #chemtrails témoignent d'une activité constante.

Le site *Geoengineering Watch* joue un rôle central. Sa forte présence en ligne, ses vidéos virales et sa réactivité aux épisodes météorologiques extrêmes (feux de forêt, vagues de chaleur) renforcent la portée du discours.

Un intérêt régulier dans les recherches en ligne

Les données de Google Trends indiquent un intérêt régulier pour le mot *chemtrails* (en anglais comme en français) entre 2020 et 2025. Contrairement à d'autres théories qui connaissent des pics ponctuels, celle-ci maintient une présence constante. Elle fait désormais partie des récits complotistes bien ancrés dans l'espace numérique.

Un pic notable survient entre fin 2020 et début 2021, après la diffusion virale d'une photo montrant un avion militaire larguant une substance blanche. Relayée par une internaute bulgare le 22 décembre, l'image a été présentée comme une preuve d'épandage chimique. Elle montrait en réalité un dispositif de contre-mesure thermique destiné à détourner les missiles. Sortie de son contexte, la photo a circulé massivement en Europe de l'Est, ravivant les craintes de manipulation climatique. Elle a entraîné une forte hausse des recherches liées au mot *chemtrails*.

Les recherches Google ne prouvent pas une adhésion : elles peuvent aussi traduire une curiosité, un doute ou le besoin de vérifier une information.

Intérêt pour la théorie des chemtrails (2020-2025)

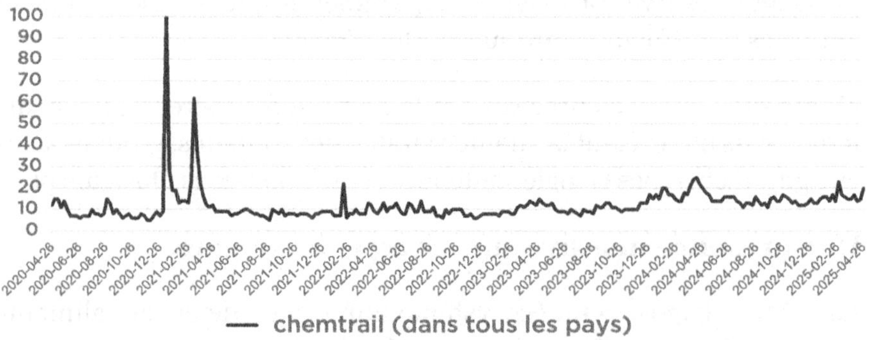

Source : données collectées par l'auteure sur Google Trends

Une diffusion mondiale, avec des foyers bien visibles dans l'espace occidental

Bien que marginale, la croyance aux chemtrails est solidement implantée dans plusieurs pays occidentaux. Les États-Unis, où la théorie est née, continuent d'occuper une place importante. Entre 2020 et 2025, l'intérêt se concentre aussi fortement en Europe centrale et occidentale — notamment en Allemagne, en Autriche, aux Pays-Bas, en Espagne, en Slovaquie et en République tchèque — ainsi qu'au Canada et en Australie, où le niveau d'attention est soutenu.

D'autres pays comme la Suisse, la Belgique, l'Irlande ou la Croatie affichent également une activité notable, bien que légèrement moins intense. La théorie circule beaucoup moins en Asie, en Afrique et en Amérique latine.

Carte mondiale (mot-clé Chemtrails)

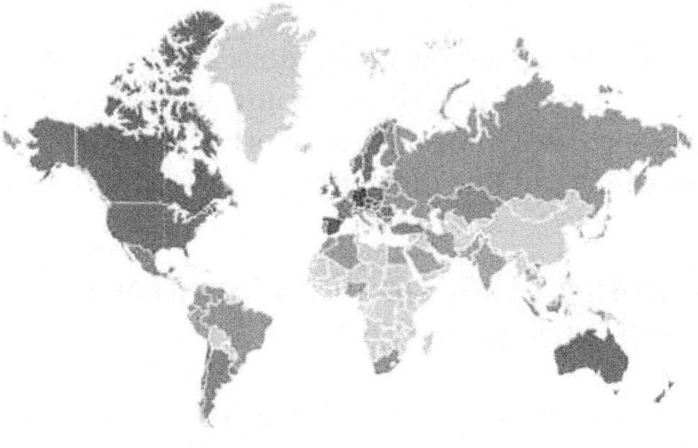

Légende : plus foncé = plus fréquent
Source : données collectées par l'auteure sur Google Trends

4. Les impacts concrets de la théorie des chemtrails

Même marginale, la théorie des chemtrails produit des effets bien réels. En semant le doute sur les causes du réchauffement, en détournant l'attention des enjeux réels et en délégitimant les institutions scientifiques, elle perturbe la compréhension du climat et freine l'action publique.

Un climat de méfiance qui bloque l'action

La croyance en des épandages chimiques mine la crédibilité des agences météorologiques, des climatologues et des gouvernements. Chaque tentative d'explication devient suspecte. Résultat : les campagnes de sensibilisation sont discréditées, les consensus scientifiques contestés, les mesures environnementales interprétées comme des stratégies de dissimulation. Cette méfiance affaiblit les leviers collectifs de lutte contre les dérèglements climatiques (Fonds de recherche du Québec, 2024).

Elle alimente le rejet des politiques publiques, décourage les gestes individuels et détourne l'attention des véritables causes du réchauffement. Plus encore, elle fracture le lien de confiance nécessaire à toute mobilisation. Le climat devient un terrain de suspicion, non plus un enjeu commun.

Une rampe de lancement vers d'autres croyances

La croyance en des épandages chimiques agit souvent comme une porte d'entrée vers d'autres récits : contrôle mental, manipulation climatique, guerre de l'information. Plus l'adhésion est forte, plus le contenu consulté tend à se radicaliser.

5. Comment la théorie des chemtrails pourrait-elle évoluer ?

Entre l'essor de la géo-ingénierie et l'augmentation des vols aériens, la théorie des chemtrails pourrait prendre plusieurs directions. Voici trois scénarios contrastés.

Scénario 1 : une théorie qui s'amplifie à mesure que la tendance se maintient

Le trafic aérien est en voie de doubler d'ici 2040. Les recherches sur la géo-ingénierie progressent, stimulées par l'urgence climatique. Les expérimentations se multiplient, notamment pour l'ensemencement des nuages. L'injection d'aérosols dans la stratosphère et la gestion du rayonnement solaire restent théoriques, mais font déjà l'objet d'études en vue d'un possible déploiement. Les traînées dans le ciel se multiplient, les initiatives de géo-ingénierie deviennent plus visibles, et la frontière entre science et croyance se brouille davantage.

Dans ce contexte, la théorie des chemtrails gagne en vigueur. Des images circulent hors contexte. Les discours deviennent plus viraux, plus visuels, plus radicaux. Cette dynamique, déjà perceptible, installe peu à peu les chemtrails parmi les complots climatiques les plus durables des prochaines décennies.

Scénario 2 : et si c'était vrai ?

Une fuite massive confirme que des substances chimiques ont bien été dispersées dans l'atmosphère, volontairement, à grande échelle.

En quelques jours, des commissions d'enquête sont lancées. Des procès s'annoncent. Les compagnies suspendent leurs vols, des gouvernements bloquent l'espace aérien, le temps de faire la lumière sur l'étendue des opérations. La panique est mondiale.

Le scandale devient sanitaire. Certains produits sont liés à des troubles respiratoires et à des effets environnementaux. Dépistages massifs et rappels médicaux confirment l'ampleur du problème. Les modèles climatiques sont remis en question. Une nouvelle ère commence, marquée par la méfiance, la colère... et une soif de vérité impossible à contenir.

Scénario 3 : écouter, expliquer, agir

Et si, au lieu de pointer des épandages secrets, le débat public se recentre sur les causes réelles ? Les émissions liées au trafic aérien, à la consommation de masse et à nos modes de vie intensifs sont bien connues, mais trop souvent reléguées au second plan. Dans ce scénario, on commence par nommer ces causes, clairement, sans détour. La réalité du transport aérien de masse est exposée, les enjeux de surconsommation assumés.

La recherche sur la géo-ingénierie devient plus transparente. Les débats s'ouvrent, les risques sont exposés, les limites reconnues, parfois jusqu'à la suspension de projets. Une parole plus humaine remplace les discours techniques. Les campagnes cessent de nier : elles informent, répondent, reconnaissent les zones grises.

Les citoyens arrêtent de chercher des complots invisibles et commencent à questionner les vrais enjeux. La théorie des chemtrails s'essouffle, faute de carburant. La confiance revient, lentement. Utopique ? Peut-être. Mais essentiel à imaginer.

Conclusion du chapitre : une théorie ancrée dans l'air du temps

La théorie des chemtrails illustre comment une observation visuelle — des traînées blanches dans le ciel — peut devenir le point de départ d'une croyance beaucoup plus vaste, mêlant inquiétudes environnementales et climat de méfiance généralisée. Même en l'absence de preuves scientifiques, cette croyance persiste, portée par la force des images, la puissance des réseaux sociaux et une défiance nourrie par des enjeux bien réels : pollution de l'air, géo-ingénierie controversée, sentiment de perte de contrôle face à un trafic aérien omniprésent et hors de portée.

En cela, les chemtrails ne relèvent pas simplement du fantasme. Ils reflètent aussi, en arrière-plan, des inquiétudes bien ancrées dans notre époque.

Sources et références

Plateformes communautaires et ressources chemtrails

Geoengineering Watch (2025). *Plateforme communautaire active dans la diffusion de la théorie des chemtrails.*
https://www.geoengineeringwatch.org

Études scientifiques et enquêtes

Cairns, R. (2016). "Climates of suspicion: 'chemtrail' conspiracy narratives and the international politics of geoengineering. *The Geographical Journal*, 182 (1),
https://rgs-ibg.onlinelibrary.wiley.com/doi/full/10.1111/geoj.12116

Fonds de recherche du Québec (2024). *La théorie du complot des « chemtrails » persiste malgré les preuves scientifiques.*

Lee, D. S., Fahey, D. W., Skowron, A., Allen, M. R., Burkhardt, U., Chen, Q. et Wilcox, L. J. (2020). The contribution of global aviation to anthropogenic climate forcing for 2000 to 2018, *Atmospheric Environment*, vol. 244, 117834, https://doi.org/10.1016/j.atmosenv.2020.117834

Llanes Álvarez, C., et al. (2020). Chemtrails: An Overview of The Phenomenon, *European Psychiatry*, 33(S1).

Shearer, C., West, M., Caldeira, K. et Davis, S. J. (2016). Quantifying expert consensus against the existence of a secret, large-scale atmospheric spraying program. *Environmental Research Letters*, 11, 084011.
https://iopscience.iop.org/article/10.1088/1748-9326/11/8/084011

Tingley, D. & Wagner, G. (2017). *Solar geoengineering and the chemtrails conspiracy on social media. Palgrave Communications*, 3, (1),
https://www.researchgate.net/publication/320737644_Solar_geoengineering_and_the_chemtrails_conspiracy_on_social_media

Uscinski, J. E. (2018). *Conspiracy Theories and the People Who Believe Them.* New York: Oxford University Press.
https://academic.oup.com/book/25369

World Meteorological Organization (2017). *International Cloud Atlas.* Édition numérique. Organisation météorologique mondiale.
https://cloudatlas.wmo.int

Analyses médiatiques et sociologiques

Conspiracy Watch (2025). *Dossier Chemtrails.*
https://www.conspiracywatch.info

Greenpeace France (2025). *Quelle est la position de Greenpeace sur les chemtrails ?* https://www.greenpeace.fr

IATA (2024). *Prévisions mondiales du trafic passagers 2024–2043*, https://www.iata.org/

Documents officiels et prises de position publiques

Assemblée nationale française (2013). *Question écrite n° 24938 de Joël Giraud sur les traînées persistantes dans le ciel.*

U.S. Air Force (2025). *Chemtrails Hoax*, FAQ officielle.

Documentaires et contenus viraux

What in the World Are They Spraying? (2010). *Documentaire en ligne.*

Why in the World Are They Spraying? (2012). *Suite documentaire.*

Crédits des illustrations

Freddyz (s.d.). Carte des itinéraires aériens mondiaux, *Wikimedia Commons*, mise à disposition sous licence Creative Commons CC0 1.0, domaine public.

Ciel du soir au-dessus de Vaals (Pays-Bas). Crédit : domaine public — CC0 1.0, *Wikimedia Commons.*

Un Airbus A380 de Singapore Airlines laisse derrière lui quatre traînées de condensation bien visibles. Crédit : John Robert McPher-son. Domaine public — CC0 1.0, *Wikimedia Commons.*

Ciel quadrillé par de nombreuses traînées de condensation. Crédit : domaine public — *Pixabay (CC0).*

Chapitre III

La grande réinitialisation : redémarrer pour mieux dominer

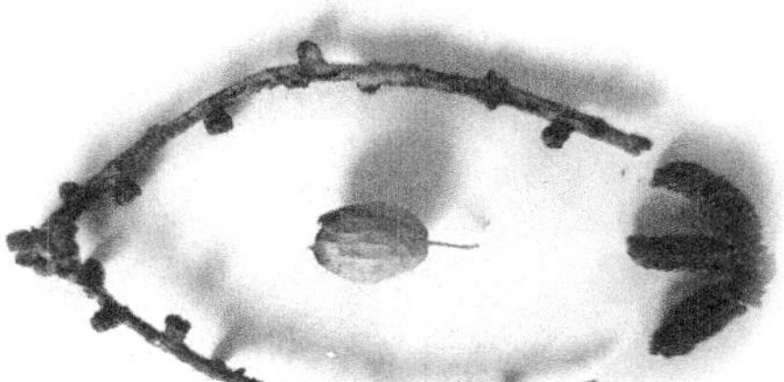

Introduction : comprendre le phénomène de la grande réinitialisation

On réinitialise le monde. Une phrase qui frappe l'imaginaire, qui inquiète, qui mobilise. Popularisée en 2020, au début de la pandémie, par un ouvrage du Forum économique mondial, l'expression a rapidement suscité la méfiance.

Dans un monde en crise, l'idée d'un reset mondial a agi comme un signal d'alerte : un changement profond serait en marche, loin du regard citoyen.

La grande réinitialisation touche une corde sensible : concentration des richesses, numérisation accélérée, affaiblissement du débat démocratique, montée de la surveillance technologique... Autant d'inquiétudes bien réelles, dans un climat où plusieurs sentent leur marge de manœuvre, leur sécurité et leur sentiment de contrôle leur échapper.

Mais pour d'autres, ce n'est pas une simple dérive. C'est un plan. Un projet de domination porté par une élite mondiale. Le Forum économique mondial n'est plus un lieu d'échange, mais une salle de commandement. C'est là que s'organiserait la prise de contrôle de l'économie, de la politique... et des citoyens eux-mêmes.

Dans ce chapitre, nous plongeons au cœur de cette croyance : ce qu'elle raconte, ce qu'elle dénonce, et pourquoi elle continue de trouver un écho chez tant de personnes.

1. Au cœur de la croyance de la grande réinitialisation

La grande réinitialisation est devenue le symbole d'un vaste complot mondial. Elle incarne un projet coordonné par une élite pour prendre le contrôle de l'humanité, en profitant du contexte post-pandémie.

Mais que recouvre exactement cette théorie ? D'où vient-elle, que cherche-t-elle à dénoncer et pourquoi le projet du Forum économique mondial suscite-t-il autant de méfiance ? Cette première partie explore les ressorts de la croyance, le contenu réel du projet… et les critiques bien concrètes qu'il soulève.

1.1 Les bases du complot

Depuis longtemps, certaines théories soutiennent qu'une élite mondiale manipule les grandes crises économiques, sanitaires et géopolitiques pour affaiblir les démocraties et concentrer le pouvoir. En 2020, cette idée semble se concrétiser : en pleine pandémie, le Forum économique mondial lance une initiative baptisée « Grande réinitialisation », aussi appelée *Great Reset*.

Fondé en 1971, ce Forum réunit dirigeants d'entreprises, responsables politiques et experts. Officiellement, l'initiative vise à repenser les priorités mondiales à la lumière de la crise. Dans un livre publié en juin 2020, Klaus Schwab, président du Forum, et l'économiste Thierry Malleret en exposent la vision : accélérer la transition écologique, renforcer le virage numérique, réduire les inégalités, encourager une coopération plus étroite entre États et multinationales. L'idée séduit plusieurs décideurs, au point de devenir le thème central du forum de Davos en janvier 2021.

Mais pour les tenants du complot, cette initiative ne fait que confirmer leurs craintes. Derrière le discours officiel, ils voient un plan global conçu de longue date pour instaurer un contrôle généralisé de la population. La crise sanitaire aurait servi de déclencheur à un projet plus vaste : abolir la propriété privée, instaurer une surveillance de masse, restreindre les libertés fondamentales. Le « gouvernement mondial » ne serait plus une fiction, mais une réalité en construction, portée par une élite qui aurait profité de la crise pour avancer ses pions. Certains vont jusqu'à affirmer que la pandémie elle-même aurait été provoquée.

1.2 Un plan pour tout contrôler

La grande réinitialisation est au cœur d'un complot présenté comme un plan mondial de prise de contrôle totale de la société, en agissant sur tous les fronts : pouvoir politique, économie, technologie, modes de vie. Cette section explore comment la pandémie aurait servi d'élément déclencheur pour imposer un nouveau modèle de société, puis pourquoi ce projet aurait été conçu.

1.2.1 Comment la pandémie aurait tout déclenché

Ils savaient tout avant que ça commence : l'événement 201

Parmi les éléments les plus souvent cités dans les théories autour de la grande réinitialisation figure l'événement 201 : une simulation de pandémie à coronavirus tenue en octobre 2019 à New York, quelques mois avant l'apparition du COVID-19.

L'exercice, coorganisé par le Forum économique mondial, la Fondation Gates et l'Université Johns Hopkins, était un scénario prospectif courant dans les milieux de la santé publique.

La proximité temporelle avec le début de la pandémie est interprétée comme la preuve que celle-ci aurait été anticipée, puis exploitée pour servir des intérêts cachés.

La pandémie : une crise fabriquée pour tout déclencher

En effet, pour les partisans de la théorie, la grande réinitialisation n'aurait pas pu être imposée sans un événement majeur. La pandémie de 2020 aurait servi d'élément déclencheur.

En quelques semaines, des milliards de personnes ont été confinées, surveillées, restreintes dans leurs déplacements. Jamais une crise n'avait entraîné une réponse aussi coordonnée à l'échelle mondiale. Ce basculement n'est pas perçu comme une simple réaction sanitaire, mais comme le début d'un nouveau système de contrôle.

La pandémie aurait permis de centraliser les décisions et d'accroître l'influence d'un réseau d'acteurs influents. Elle aurait été perçue comme une mise en scène ou une exagération volontaire destinée à justifier une transformation en profondeur de la société.

Un élément renforce cette impression : le livre sur la grande réinitialisation est paru dès juillet 2020, soit seulement quatre mois après le début de la crise. Cette rapidité a laissé croire que tout avait été planifié d'avance (Umbrello, 2021).

1.2.2 Pourquoi réinitialiser le monde ?

Une fois la crise enclenchée, les intentions de la grande réinitialisation se précisent. Cette sous-section explore les objectifs supposés de ce projet.

Une élite qui veut dominer le monde

Parmi les raisons avancées pour expliquer le complot de la grande réinitialisation, la plus fondamentale est la volonté de domination. Un petit groupe chercherait à concentrer tous les leviers du pouvoir pour instaurer un contrôle global, restreindre l'autonomie des citoyens et contourner les processus démocratiques.

Pour certains, ce contrôle vise aussi à réduire la population mondiale, afin de préserver les ressources et maintenir un ordre plus facilement gouvernable.

Ce plan s'inscrit dans la continuité du nouvel ordre mondial, actualisé dans un contexte de pandémie, de crise sociale et de transformations technologiques. Ce lien sera exploré dans la deuxième partie.

Le Forum économique mondial serait l'un de ses lieux de coordination, réunissant milliardaires, dirigeants politiques, chefs d'entreprise et responsables d'organisations internationales comme l'Organisation des Nations Unies (ONU) et l'Organisation mondiale de la santé (OMS).

Certains chefs d'État sont aussi associés à cette vision après avoir repris, dans leurs discours, des expressions comme *Reset* ou *Build Back Better*, également mises de l'avant par le Forum. Ces propos, devenus viraux, ont contribué à mettre le complot de la grande réinitialisation sur le devant de la scène.

Vers une dictature numérique mondiale

Parmi les intentions prêtées au complot de la grande réinitialisation, figure aussi l'instauration d'un contrôle social accru, c'est-à-dire une surveillance constante de ce que les gens font, disent ou pensent. La pandémie aurait servi de test grandeur nature pour introduire des mesures comme les confinements, les passeports vaccinaux, les restrictions de déplacement ou encore le traçage numérique. Ce qui devait être exceptionnel ouvre la voie à un régime de surveillance permanent.

La méfiance s'étend aussi aux technologies émergentes : intelligence artificielle, reconnaissance faciale, objets connectés, réseaux 5G. Ces outils permettent non seulement de suivre les comportements, mais aussi de les orienter, en récompensant certains gestes et en décourageant d'autres.

Fiction ? Ce modèle est déjà pleinement opérationnel en Chine. Et pour certains, il est en train d'être implanté ailleurs, étape par étape.

Le crédit social en Chine

Le modèle chinois du crédit social offre un exemple concret de surveillance centralisée. Caméras, données et signalements servent à attribuer une note aux citoyens selon leur comportement. Cette note conditionne ensuite l'accès à des services essentiels : emprunts, voyages, emploi, éducation.

Ruiner les petits et enrichir les multinationales

Autre objectif prêté à la grande réinitialisation : affaiblir délibérément les petites entreprises, au profit des géants du numérique et de la distribution à grande échelle. Alors que les commerces de proximité ferment les uns après les autres, les multinationales voient leurs profits exploser.

Cette disparité n'a rien de fortuit : elle serait le fruit d'une stratégie visant à éliminer la concurrence locale, concentrer les ressources et rendre les populations dépendantes d'un petit nombre d'acteurs dominants. La grande réinitialisation ne vise pas à relancer l'économie, mais à la reconfigurer selon les intérêts des plus influents.

Vous ne posséderez rien... et vous serez heureux

Une phrase revient souvent dans le complot : « vous ne posséderez rien et vous serez heureux. » Tirée d'une vidéo du Forum économique mondial en 2016, elle est interprétée comme l'annonce déguisée d'un monde sans propriété privée.

Logements, voitures, outils de travail : tout serait loué ou partagé via de grandes plateformes, elles-mêmes contrôlées par quelques multinationales. Les citoyens deviendraient des locataires permanents, dépendants d'un petit groupe qui contrôlerait l'accès au logement, à la mobilité et aux biens essentiels.

Dans cette même logique, le concept de la ville du quart d'heure, salué par plusieurs institutions, dont le Forum économique mondial, alimente aussi les craintes. Popularisé par le chercheur Carlos Moreno, il vise à réorganiser les quartiers pour que chaque citoyen ait accès, en moins de 15 minutes à pied ou à vélo, à l'essentiel : logement, travail, commerces, école, santé, loisirs. L'objectif est de réduire la dépendance à la voiture, renforcer la vie locale et améliorer la qualité de vie.

Mais cette idée est perçue comme un outil d'enfermement. Les déplacements seraient limités, les habitants surveillés, comme s'ils ne pouvaient plus sortir de leur zone sans autorisation. Les confinements de la pandémie auraient renforcé cette peur, en ancrant l'idée d'un contrôle permanent. En réalité, le modèle est volontaire et non contraignant. Mais son nom même, qui évoque une limite de temps, suffit à aviver les inquiétudes.

Même l'alimentation ne relèverait plus d'un choix personnel. Présentés comme une solution durable, les insectes deviennent la nourriture du peuple, pendant que les élites continuent de manger de la viande. Une manière d'imposer une hiérarchie, de contrôler les habitudes alimentaires, voire d'humilier les populations.

L'argent dématérialisé pour mieux vous contrôler

Un autre pilier de la théorie est le remplacement de l'argent liquide par une monnaie entièrement numérique, émise et contrôlée par les banques centrales. Un tel système permettrait de surveiller les transactions, de bloquer certains achats ou de suspendre un compte à distance. C'est un outil de contrôle direct sur les comportements économiques.

Cette crainte s'appuie sur des projets bien réels, actuellement à l'étude ou en cours d'expérimentation dans plusieurs pays. Mais les intentions prêtées à ces initiatives vont bien au-delà des justifications officielles.

Monnaies numériques : que permettent-elles vraiment ?

Plusieurs banques centrales, dont celles du Canada, de la zone euro et de la Chine, développent actuellement des projets de monnaies numériques. L'objectif affiché est de sécuriser les paiements, moderniser les systèmes financiers et favoriser l'inclusion bancaire, sans intention de surveiller ou de contrôler les citoyens.

Techniquement, ces monnaies pourraient pourtant permettre de tracer chaque transaction, d'identifier l'émetteur et le destinataire, de limiter certains achats ou même de désactiver un portefeuille. C'est ce potentiel qui alimente les peurs.

En 2022, lors des manifestations du Convoi de la liberté au Canada, le gouvernement a invoqué la Loi sur les mesures d'urgence pour mettre fin aux blocages à Ottawa et aux frontières. Cette mesure a permis, entre autres, de geler temporairement des comptes bancaires liés aux organisateurs et aux donateurs, sans décision judiciaire. Aucune monnaie numérique n'était en jeu, mais l'épisode a marqué les esprits : il a montré qu'un gouvernement peut restreindre l'accès aux ressources financières dans un contexte d'exception.

Reprogrammer l'humain pour mieux le contrôler

Et si le véritable projet était de reprogrammer l'humain ? C'est aussi l'un des objectifs prêtés à la grande réinitialisation, perçue comme un pas vers le transhumanisme : une volonté de fusionner le corps et la machine, de contrôler biologiquement et mentalement les individus grâce à des implants, des puces ou des interfaces cerveau-ordinateur.

Dans son livre *La Quatrième révolution industrielle* (2017), Klaus Schwab évoque la « fusion de notre identité physique, numérique et biologique ». Cette phrase, souvent citée hors contexte, est perçue comme la preuve d'un projet global visant à connecter les êtres humains à des systèmes capables d'analyser, voire de guider leurs pensées et leurs choix.

Il ne s'agit pas seulement de progrès technologique, mais d'une transformation profonde de l'être humain, étape par étape, brouillant peu à peu la frontière entre l'humain et la machine.

Détruire l'identité collective

La grande réinitialisation viserait aussi à fragiliser les fondements de la société : la famille, la foi, l'identité nationale. Elle chercherait à rendre les sociétés plus dociles en affaiblissant ces piliers culturels et spirituels. Ces idées circulent surtout dans les milieux religieux conservateurs et les mouvements nationalistes.

Un moment marquant a été la publication, en 2020, d'une lettre ouverte de Mgr Carlo Maria Viganò, ancien nonce apostolique, adressée au président américain. Il y dénonçait la grande réinitialisation promue par le Forum économique mondial, qu'il décrivait comme une entreprise de subversion morale et spirituelle, portée par une élite mondialiste aux visées antichrétiennes (Viganò, 2020).

La grande réinitialisation condense plusieurs inquiétudes actuelles en une seule vision du monde. Pour en saisir la portée, il faut maintenant revenir à ce que le projet dit vraiment...

1.3 Ce que dit réellement le projet : entre vision proposée et critiques

Mais qu'est-ce que la grande réinitialisation, exactement ? Et quel est le rôle réel du Forum économique mondial ?

Au-delà des rumeurs et des théories, il existe un projet bien réel, porté par un réseau d'acteurs influents et inscrit dans un paysage complexe de gouvernance mondiale. Depuis son lancement, il a suscité de nombreuses critiques. Explorons ses fondements, sa portée... et ses limites.

1.3.1 Une gouvernance mondiale fragmentée

La gouvernance mondiale ne repose pas sur une autorité unique ou centralisée. Elle fonctionne plutôt comme un vaste réseau d'institutions, chacune active dans un domaine spécifique : santé, commerce, environnement, finance, développement ou sécurité.

L'Organisation des Nations Unies (ONU) en constitue un pilier, à travers ses nombreuses agences spécialisées. L'Organisation mondiale de la santé (OMS) s'occupe de santé publique, l'Organisation des Nations Unies pour l'éducation, la science et la culture (UNESCO) de culture et d'éducation, le Haut Commissariat des Nations unies pour les réfugiés (HCR) de la protection des réfugiés. D'autres institutions jouent un rôle clé dans les domaines économiques ou géopolitiques : le Fonds monétaire international (FMI) et la Banque mondiale pour les questions financières et de développement, l'Organisation mondiale du commerce (OMC) pour les règles du commerce, ou encore l'Organisation de coopération et de développement économiques (OCDE), qui fournit des analyses comparatives aux États.

À cet ensemble s'ajoutent des forums comme le G7 et le G20, qui réunissent les grandes puissances pour coordonner leurs actions face aux crises mondiales, ainsi que des alliances régionales comme l'Union européenne, l'ASEAN (Association des nations de l'Asie du Sud-Est), l'Union africaine ou l'ACEUM (Accord Canada–États-Unis–Mexique), qui encadrent des coopérations politiques ou économiques à l'échelle de leur région.

Toutes ces structures ont un mandat défini par les États. Leur pouvoir reste limité : elles interviennent dans un cadre négocié, et leurs décisions dépendent toujours du consentement des gouvernements.

1.3.2 La place du Forum économique mondial

Contrairement aux grandes institutions internationales, le Forum économique mondial ne possède aucun mandat politique ni pouvoir décisionnel. Fondé en 1971 par l'économiste Klaus Schwab, il s'agit d'une organisation indépendante, principalement financée par des partenaires du secteur privé.

Son rôle est consultatif : il propose des idées, publie des rapports influents et met en relation des acteurs publics, des chefs d'entreprise, des chercheurs et des membres de la société civile. Sa rencontre annuelle à Davos, en Suisse, réunit plusieurs milliers de participants issus des milieux politiques, économiques, scientifiques et médiatiques.

Le Forum se présente comme un carrefour d'influence. Comme l'ont souligné plusieurs chercheurs, c'est justement parce qu'il ne détient pas de pouvoir formel qu'il attire autant : ses rencontres informelles favorisent les échanges entre élites économiques, politiques et intellectuelles, dans un cadre fermé (Christensen & Au, 2023).

Tout au long de l'année, il anime des groupes de travail, des projets thématiques et des réseaux d'experts, comme ses Conseils pour l'avenir mondial. Il encadre aussi des programmes comme celui des Jeunes leaders mondiaux, destiné à repérer et soutenir les décideurs de demain.

Le Forum ne crée ni lois ni normes, mais il joue un rôle stratégique : en favorisant une convergence entre intérêts publics et privés autour d'une vision commune, il peut influencer les priorités politiques et économiques. Ses publications annuelles, comme le *Global Risks Report* ou le *Future of Jobs Report*, sont attentivement suivies par les milieux décisionnels.

C'est dans ce contexte, à la croisée de l'économie, de la technologie et de la gouvernance, qu'est lancée en 2020 l'initiative de la grande réinitialisation : une stratégie de relance post-pandémie, conçue comme un cadre de réflexion globale sur l'avenir.

1.3.3 Le projet de la grande réinitialisation

La grande réinitialisation est une initiative lancée par Klaus Schwab, fondateur du Forum économique mondial, et l'économiste Thierry Malleret. Dans leur ouvrage *COVID-19: The Great Reset*, publié à l'été 2020, ils analysent l'impact mondial de la pandémie et appellent à une transformation en profondeur des systèmes économiques, politiques et sociaux. Selon eux, la crise sanitaire a révélé des problèmes de fond — inégalités croissantes, instabilité financière, tensions géopolitiques, dégradation environnementale — qu'il devient urgent d'aborder collectivement.

Ils soutiennent que la pandémie ne doit pas être vue uniquement comme une catastrophe à surmonter, mais aussi comme une occasion de revoir nos priorités.

Le livre insiste sur plusieurs leviers : moderniser les modèles économiques, renforcer la résilience des sociétés, accélérer les transitions écologique et numérique, et renouveler la coopération entre secteurs public et privé.

L'objectif n'est pas de revenir à la situation d'avant-crise, mais de repenser l'avenir autour de principes de durabilité, d'équité et de résilience.

Trois axes pour structurer l'initiative

Le Forum économique mondial a synthétisé cette vision autour de trois axes principaux, qui forment le socle d'un nouveau modèle de développement. Ils visent à guider les politiques publiques et les stratégies d'entreprise dans une logique de transformation globale.

1. **Une économie plus durable**

Le Forum propose d'orienter les efforts de relance économique vers la transition écologique. Cela inclut le soutien aux énergies renouvelables, aux technologies propres, aux infrastructures vertes, mais aussi des outils comme la tarification du carbone, le développement de l'économie circulaire et les investissements responsables.

2. Une économie plus inclusive

Face aux inégalités mises en lumière par la pandémie, le Forum plaide pour une meilleure cohésion sociale : accès élargi à la santé, à l'éducation et au numérique, protection des travailleurs précaires, soutien aux petites entreprises. Ce volet s'inspire du capitalisme des parties prenantes, qui invite les entreprises à tenir compte de leurs impacts sur l'ensemble de la société, et non seulement sur leurs actionnaires.

3. Une gouvernance plus collaborative

Le projet appelle à une gouvernance mondiale plus coordonnée, fondée sur le dialogue entre États, entreprises, experts et institutions. L'objectif est d'anticiper les risques globaux, d'harmoniser certaines règles (climat, données, intelligence artificielle) et de développer des partenariats public-privé dans des secteurs stratégiques. Cette approche vise à mieux répartir les responsabilités économiques, sociales et environnementales (Schwab et Malleret, 2020; Forum économique mondial, n.d.).

Depuis 2020 : quel impact réel ?

Depuis son lancement en 2020, la grande réinitialisation a suscité de nombreux échanges au sein du Forum économique mondial. Des thèmes associés comme la transition énergétique, la numérisation ou la responsabilité sociale des entreprises ont continué d'alimenter les rencontres annuelles, notamment celle de 2021, tenue en ligne.

Mais concrètement, l'initiative n'a pas donné lieu à un plan d'action formel ni à une coordination internationale structurée. Elle s'est surtout imposée comme un cadre de réflexion et un langage commun pour aborder certains enjeux globaux.

Selon plusieurs analystes, la grande réinitialisation a surtout reformulé des idées déjà présentes, sans provoquer de changement majeur dans l'organisation de l'économie mondiale.

Ce que disent les partisans du complot...
et ce que présente le projet officiel

- **La grande réinitialisation serait un plan secret orchestré par le Forum économique mondial et ses alliés (ONU, OMS, etc.) pour instaurer une gouvernance mondiale autoritaire.**

→ En réalité, il s'agit d'une initiative de réflexion sans pouvoir politique. Le Forum met en relation des acteurs publics et privés, sans capacité de décision.

- **La pandémie aurait été provoquée ou utilisée comme prétexte pour imposer ce plan.**

→ Le Forum n'a pas provoqué la pandémie, mais y a vu une occasion d'accélérer certains changements (transition écologique, numérisation, etc.).

- **Le projet viserait à abolir la propriété privée et instaurer un système contrôlé par une élite.**

→ Le livre propose une réforme du capitalisme, mais ne remet pas en cause la propriété privée.

- **Une monnaie numérique mondiale serait créée pour contrôler les citoyens.**

→ Le texte parle d'innovations financières visant à faciliter l'accès aux services bancaires, sans projet de monnaie unique ni outil de contrôle.

- **Les nouvelles technologies seraient utilisées pour mettre en place une surveillance permanente.**

→ Le Forum les juge essentielles, mais prône un encadrement éthique et rejette toute surveillance généralisée.

1.3.4 Une initiative critiquée de toutes parts

Les critiques envers le Forum économique mondial ne datent pas de la grande réinitialisation. Depuis des décennies, des mouvements altermondialistes, écologistes, syndicaux et de gauche dénoncent

Davos comme le symbole du pouvoir économique mondialisé, éloigné des principes démocratiques.

Le Forum est accusé de promouvoir un capitalisme néolibéral favorable aux grandes entreprises, de légitimer la déréglementation et d'aggraver les inégalités. Ces critiques visent aussi la concentration des richesses, l'influence des multinationales sur les politiques publiques et l'érosion des souverainetés nationales.

L'initiative de la grande réinitialisation, lancée en 2020, a ravivé ces inquiétudes. Si elle alimente certains discours complotistes, elle fait aussi l'objet d'analyses documentées, menées par des chercheurs, des militants et des citoyens engagés. Celles-ci s'articulent autour de plusieurs enjeux que nous allons maintenant explorer.

Une gouvernance entre les mains d'une élite de décideurs

Depuis ses débuts, le Forum économique mondial est critiqué pour son fonctionnement opaque. Chaque année, il réunit à Davos des chefs d'État, des dirigeants d'entreprises et des représentants d'organisations internationales, sans élection, ni transparence, ni mécanisme clair de reddition de comptes.

Pour de nombreux observateurs, ces rencontres concentrent trop de pouvoir entre les mains d'un cercle restreint de décideurs. Le projet de la grande réinitialisation semble prolonger cette logique : les grandes orientations y sont définies par les sphères politiques et économiques, avec peu de place pour la société civile.

Ce modèle, bien que connu, est de plus en plus contesté. Plusieurs analystes y voient une gouvernance fermée, coupée du débat public et largement dictée par les intérêts des élites économiques et politiques (Roth, 2021).

Un discours vague qui laisse place à toutes les interprétations

La grande réinitialisation est souvent critiquée pour son manque de clarté. Derrière des mots séduisants comme « durabilité », « inclusion » ou « résilience », les mesures concrètes restent floues. Le projet donne peu de détails sur les actions à poser ou les transformations attendues.

Pour plusieurs observateurs, cette ambiguïté semble volontaire. Elle permet au Forum de rallier un large éventail d'acteurs sans prendre position sur des choix précis (Roth, 2021). Résultat : chacun y projette ce qu'il veut y voir — ses priorités, ou ses craintes.

Ce flou alimente la méfiance, surtout face à une initiative aussi ambitieuse et largement médiatisée.

Un pouvoir croissant des entreprises privées

Un autre sujet de critique concerne la place grandissante des grandes entreprises privées dans les décisions qui touchent l'intérêt public. Avec la grande réinitialisation, le Forum économique mondial encourage une vision où les multinationales jouent un rôle central aux côtés des gouvernements et des organisations internationales.

Ce modèle, appelé capitalisme des parties prenantes, repose sur l'idée que les entreprises ont aussi une responsabilité envers la société. Mais dans les faits, plusieurs experts estiment qu'il renforce le pouvoir des acteurs privés, sans cadre clair ni véritable contrôle démocratique (McNeill, 2023; Roth, 2021). Les gouvernements élus apparaissent souvent relégués au second plan, tandis que la société civile reste marginalisée.

Or, les décisions prises dans ce cadre peuvent avoir des répercussions concrètes, parfois néfastes, sur des secteurs sensibles comme la santé, l'agriculture ou le numérique.

Des exemples concrets de tensions

Dans ce contexte, le Sommet sur les systèmes alimentaires de 2021, organisé par l'ONU en partenariat avec le Forum économique mondial, a suscité de vives critiques. De nombreuses ONG l'ont boycotté, reprochant une trop grande place accordée aux géants de l'agroalimentaire comme Nestlé ou Unilever, au détriment des petits producteurs et des peuples autochtones.

Dans le numérique, l'ONU soutient un projet de Feuille de route pour la coopération visant à créer un organe international réunissant gouvernements, ONG et entreprises privées, dont des géants comme

Google, Microsoft ou Facebook (appelés GAFAM, ou Big Tech). Le flou autour des règles de fonctionnement de ce projet inquiète plusieurs experts, qui redoutent que ces entreprises fixent elles-mêmes les règles du jeu, sans contrepoids démocratique.

Ce déséquilibre soulève une question centrale : dans des secteurs aussi essentiels que l'agroalimentaire et le numérique, qui décide vraiment, et au bénéfice de qui ?

Quand la santé et l'éducation prennent toute la place

Dans le projet de la grande réinitialisation, la santé et l'éducation sont mises de l'avant comme des priorités pour bâtir un monde plus résilient. À première vue, difficile d'être contre. Mais plusieurs chercheurs (Roth, 2021 ; Willen, 2024) mettent en garde : en se concentrant presque exclusivement sur ces deux domaines, on risque d'ignorer d'autres dimensions essentielles comme la justice sociale, la diversité culturelle ou la participation citoyenne.

Sur le plan de la santé, la vision proposée semble axée sur la réparation. On soigne les problèmes une fois survenus, sans s'attaquer aux causes profondes. Cette logique finit par imposer la santé comme filtre dominant pour évaluer toutes les politiques publiques, reléguant les autres enjeux au second plan.

En matière d'éducation, Willen (2024) observe que les propositions misent sur la résilience, les compétences numériques et l'harmo-nisation des savoirs. Mais cela pourrait conduire à des standards mondiaux imposés sans consultation, mal adaptés aux contextes locaux.

Au final, plusieurs observateurs craignent que, sous couvert de bonnes intentions, le projet laisse trop peu de place au débat public. Experts, fondations privées et grandes entreprises finissent par définir ce qui est bon pour la société, sans véritable discussion collective.

Une foi aveugle dans la technologie ?

La grande réinitialisation mise fortement sur les nouvelles technologies pour moderniser la société. Le Forum économique mondial valorise l'intelligence artificielle, l'automatisation, les biotechnologies ou encore les outils numériques comme des solutions pour renforcer la résilience collective.

Pour plusieurs analystes, cette vision est réductrice : elle suppose que des problèmes sociaux ou politiques complexes pourraient être réglés par des moyens techniques (McNeill, 2023). Or, sans changements en profondeur, ces technologies risquent non seulement de creuser les inégalités, mais aussi de renforcer le pouvoir des grandes entreprises.

L'accès aux outils numériques reste inégal et certaines populations sont exclues. L'automatisation menace des millions d'emplois peu qualifiés, tandis que les mesures de reconversion proposées sont souvent vagues ou peu adaptées.

D'un point de vue éthique, plusieurs chercheurs (Harari, 2018 ; Sadin, 2015 ; Zuboff, 2019) s'inquiètent du pouvoir croissant des plateformes à orienter les comportements. Ces technologies ne se contentent plus de collecter des données : elles influencent les décisions, brouillent le jugement et restreignent la liberté.

Certaines publications du Forum évoquent même des scénarios où les technologies transformeraient le corps humain : implants, interfaces cerveau-machine, amélioration biologique. Contrairement à ce que suggèrent les théories complotistes, ces idées ne sont pas mises en œuvre ni appliquées dans la réalité. Elles relèvent encore de la prospective et soulèvent une question essentielle : qui décide de ces évolutions et selon quelles valeurs ?

La technologie n'est jamais neutre. Elle reflète une vision du monde dans laquelle le progrès est défini par une élite. Cette conception mérite d'être débattue, car elle façonne déjà l'avenir de nos sociétés (Roth, 2021).

Une option parmi d'autres dans un monde à repenser

La grande réinitialisation n'est pas la seule proposition née de la crise. D'autres projets ont émergé, fondés sur des priorités différentes. Le *Green New Deal* met l'accent sur la justice sociale et climatique (Klein, 2020). Certains mouvements prônent une décroissance soutenable, remettant en cause l'idée de croissance infinie. Des slogans comme *Build Back Better* appellent à reconstruire en tirant les leçons de la pandémie.

Dans ce paysage, la grande réinitialisation se distingue par sa foi dans la technologie, sa proximité avec les grandes entreprises et son adhésion au modèle économique dominant. Ce n'est pas une vision neutre ni universelle, mais une option parmi d'autres, qui mérite d'être débattue, discutée... et critiquée.

Même sans plan secret, elle soulève de véritables enjeux : une conception du progrès centrée sur l'innovation technologique, un rôle accru des multinationales et un débat démocratique souvent relégué à l'arrière-plan.

Et si elle cristallise autant de méfiance, c'est aussi parce qu'elle s'inscrit dans une trame déjà bien connue : celle d'une vieille peur, celle d'un pouvoir mondial caché... celui du nouvel ordre mondial.

2. Histoire et origine de la théorie du nouvel ordre mondial

La grande réinitialisation s'inscrit dans une trame ancienne, connue depuis plusieurs décennies sous le nom de « Nouvel ordre mondial ».

Nourri par les milieux conspirationnistes, ce mythe ressurgit à chaque grande crise. Il s'est transformé, adapté et a fini par s'enraciner dans la conscience collective.

Comprendre la théorie du nouvel ordre mondial

Tout comme celle de la grande réinitialisation, la théorie du nouvel ordre mondial repose sur une idée simple, mais percutante : un petit groupe d'élite agirait dans l'ombre pour imposer sa vision du monde, en instaurant un pouvoir centralisé à l'échelle mondiale, en contournant la démocratie, en affaiblissant les États-nations et en neutralisant toute résistance.

Dans cette logique, les grandes crises économiques, sanitaires, politiques ou environnementales seraient provoquées volontairement pour faire avancer un agenda caché : restreindre les libertés, uniformiser les modes de vie, contrôler les populations et concentrer les richesses.

Tous les mécanismes de coopération internationale sont alors vus comme des instruments de centralisation du pouvoir, imposés d'en haut, et menaçant la souveraineté des peuples.

Les principaux acteurs accusés de piloter ces projets sont régulièrement les mêmes : organisations internationales comme l'ONU, l'OTAN, l'OMS ou l'Union européenne, forums d'influence tels que le Forum économique mondial ou la Commission trilatérale. Des fondations privées comme la Fondation Gates ou l'Open Society Foundations sont aussi régulièrement pointées du doigt. S'y ajoutent des familles de la haute finance comme les Rothschild ou les Rockefeller.

D'autres groupes plus discrets complètent cet échafaudage : le Council on Foreign Relations, le groupe Bilderberg, le Club de Rome ou la Fondation Ditchley. Certaines versions mentionnent aussi des sociétés dites secrètes, comme les francs-maçons, Skull and Bones ou le Bohemian Club, renforçant l'idée d'un pouvoir ancien, structuré et dissimulé.

Dans les lectures extrêmes, ce réseau s'étend jusqu'aux Illuminati, à des forces démoniaques ou à des entités extraterrestres comme les reptiliens. Ces éléments relèvent toutefois d'autres récits complotistes.

L'idée du complot mondial dès le XVIIe siècle

Dès le XVIIe siècle circulent des rumeurs accusant certains groupes de vouloir contrôler le monde dans l'ombre. Les Juifs sont alors accusés de conspirer contre les sociétés chrétiennes. Au XIXe siècle, les francs-maçons deviennent la nouvelle cible. Puis, au XXe siècle, les peurs se déplacent vers le communisme et le pouvoir de la finance (Taguieff, 2005). D'une époque à l'autre, les figures changent, mais l'idée reste la même : une élite cachée manipulerait les événements pour imposer un nouvel ordre.

Dès le début du XXe siècle, certains responsables politiques voient dans les premières institutions internationales les signes avant-coureurs d'un gouvernement mondial en gestation, tenu à l'écart du regard public. À leurs yeux, ces structures affaiblissent les États, menacent les valeurs nationales et remettent en cause les fondements religieux.

1919 à 1950 : les débuts du « Nouvel ordre mondial »

L'expression « Nouvel ordre mondial » entre dans le discours public après la Première Guerre mondiale. En 1919, le président américain Woodrow Wilson propose un nouvel ordre international fondé sur la paix et la coopération, à travers la création de la Société des Nations. Mais pour certains, cette idée dissimule une autre ambition : concentrer le pouvoir entre les mains d'une élite.

Après 1945, l'Organisation des Nations Unies reprend cette logique de coordination entre pays. La montée en puissance des grandes agences internationales et le rôle dominant des États-Unis dans la reconstruction de l'Europe sont perçus, par certains observateurs, comme les premiers signes d'un ordre mondial imposé d'en haut.

1950 à 1970 : la théorie s'enracine aux États-Unis

Dans les années 1950, la peur du communisme alimente un nouveau type de discours complotiste aux États-Unis. Des mouvements conservateurs affirment qu'un groupe secret utiliserait les grandes institutions internationales pour affaiblir le pays et instaurer un gouvernement mondial.

Ces idées se répandent largement à travers des ouvrages populaires, des pamphlets et des émissions de radio, contribuant à ancrer ce récit dans l'imaginaire collectif.

1970 à 1990 : la méfiance prend de l'ampleur

À partir des années 1970, plusieurs événements alimentent la méfiance : la crise pétrolière, l'essor des multinationales et les premières discussions sur les enjeux environnementaux mondiaux.

Des institutions comme le Fonds monétaire international (FMI) ou la Banque mondiale sont accusées de servir les intérêts d'une élite mondiale.

Créé en 1971, le Forum économique mondial devient rapidement, aux yeux de certains, un symbole de la collusion entre élites mondiales.

Dans les années 1980, ces idées gagnent du terrain dans certains milieux conservateurs américains.

L'Organisation des Nations Unies (ONU), l'Organisation du Traité de l'Atlantique Nord (OTAN) et même l'Union européenne sont alors présentées comme les rouages d'un plan visant à centraliser le pouvoir mondial.

En 1990, un discours du président américain George H. W. Bush, évoquant un « nouvel ordre mondial » après la guerre du Golfe, est abondamment cité et interprété comme la preuve d'un projet global de domination. Ce moment est souvent considéré comme le point de départ de la théorie du complot du nouvel ordre mondial, telle qu'elle circule aujourd'hui.

1990 à 2020 : une idée qui se mêle à toutes les crises

Dans les années 1990, l'expression « Nouvel ordre mondial » entre pleinement dans l'univers complotiste. Elle devient un mot-clé pour désigner un prétendu plan visant à instaurer un gouvernement mondial.

Après les attentats du 11 septembre 2001, la théorie se combine à d'autres peurs : surveillance de masse, guerre contre le terrorisme, restriction des libertés.

Avec l'essor de YouTube, Facebook et des forums en ligne, elle circule plus vite, plus largement. Elle finit par se greffer à presque toutes les grandes crises contemporaines. Elle devient un cadre souple, capable d'absorber des inquiétudes anciennes et nouvelles, de la mondialisation à la surveillance numérique.

2010 : l'apparition du terme « Great Reset »

Bien avant de devenir le titre d'un livre lié à la pandémie, l'expression *Great Reset* existait déjà. Elle apparaît en 2010 sous la plume du chercheur canadien Richard Florida, qui y décrit les grandes crises économiques comme des occasions de repenser nos modes de vie. Selon lui, ces périodes permettent de relancer l'économie en misant sur les villes, l'innovation et les technologies émergentes. Depuis, le terme a été repris dans d'autres contextes.

2020 : Quand la grande réinitialisation devient un complot

Avec la pandémie, l'expression « Grande réinitialisation » gagne en visibilité grâce à un livre publié cette année-là. Elle devient rapidement un mot-clé de l'univers complotiste, massivement relayé sur les réseaux sociaux.

C'est ce que nous verrons dans les pages qui suivent, à travers quelques repères statistiques.

Ligne du temps condensée : du nouvel ordre mondial à la grande réinitialisation

XVIIe au XIXe siècle
Émergence d'allégations sur un pouvoir caché détenu par des minorités (Juifs, francs-maçons), posant les bases du mythe du complot mondial.

1919
Le président Wilson évoque un nouvel ordre mondial après la Première Guerre.

1945
Création de l'ONU : certains y voient une structure conçue pour centraliser le pouvoir mondial.

1971
Fondation du Forum économique mondial. Avec le FMI et la Banque mondiale, il devient un haut lieu de concertation entre élites suspectées de manipulation.

Années 1980
Des auteurs américains popularisent l'idée d'un projet de domination orchestré par les élites politico-financières.

1990 ⦿ Début du complot du nouvel ordre mondial
George H. W. Bush prononce un discours sur le nouvel ordre mondial : ses mots sont interprétés comme une confirmation.

2001
Les attentats du 11 septembre alimentent les théories sur un projet mondial de surveillance.

2010
Le terme *Great Reset* est utilisé pour la première fois dans un livre de Richard Florida, qui y voit une occasion de repenser l'économie après une crise.

Années 2010
Internet amplifie les discours sur le nouvel ordre mondial, devenu une clé pour interpréter l'actualité.

2020 ⦿ Début du complot de la grande réinitialisation
Le Forum économique mondial lance le projet Grande réinitialisation. Pour plusieurs, ce n'est qu'un nouveau nom pour un vieux plan de domination.

3. Repères statistiques : quand le complot devient viral

La grande réinitialisation s'est imposée rapidement comme une trame centrale dans l'univers complotiste, dès la publication du livre en 2020. Contrairement à d'autres théories plus anciennes ou marginales, elle a émergé dans un contexte mondial exceptionnel — pandémie, confinements, crise économique — qui a largement amplifié sa diffusion.

Elle articule des préoccupations bien réelles, comme le sentiment de perdre le contrôle sur sa vie ou de ne pas être écouté, avec des théories qui accusent une élite cachée de manipuler les événements mondiaux. Cette souplesse lui permet de toucher un large public et de circuler rapidement (Christensen et Au, 2023).

Même sans sondages précis, plusieurs indices permettent d'en mesurer la vitalité : fréquence des recherches en ligne, présence massive sur les réseaux sociaux, intégration dans d'autres récits conspirationnistes. La théorie a franchi les cercles marginaux pour s'ancrer dans une culture numérique bien plus vaste.

Une présence forte sur les réseaux sociaux

Depuis 2020, les mots-clics *Great Reset* et leurs variantes circulent massivement sur les réseaux sociaux. Facebook, X (anciennement Twitter), TikTok, Telegram et YouTube ont vu apparaître une multitude de comptes dénonçant un supposé plan mondial orchestré par une élite. Certaines vidéos atteignent des dizaines de millions de vues, surtout lorsqu'elles associent la réinitialisation à la perte de liberté, à la vaccination obligatoire ou au contrôle numérique.

Des figures influentes du monde complotiste ont intégré cette théorie à leurs discours. Des plateformes comme 4chan, Infowars ou Rebel News ont ensuite amplifié sa diffusion, contribuant à en faire un thème récurrent dans les sphères numériques contestataires.

Une explosion d'intérêt dès novembre 2020

Selon les données de Google Trends, les expressions *Great Reset* et grande réinitialisation suscitent peu d'attention dans les mois qui suivent la publication du livre, à l'été 2020. Tout change en novembre, lorsqu'un haut dirigeant canadien évoque publiquement le concept de réinitialisation dans un de ses discours, le présentant comme une occasion de repenser l'après-crise. L'opposition dénonce aussitôt un agenda caché. La polémique est vive, les recherches explosent. Le terme quitte les cercles marginaux et entre dans le débat public.

L'intérêt demeure élevé par la suite, avec plusieurs pics observés en 2021, souvent associés aux prises de parole du Forum économique mondial. En 2022, le mouvement du Convoi de la liberté au Canada relance brièvement la diffusion, avant un essoufflement progressif.

À partir de 2023, l'attention se stabilise. La théorie continue de circuler à un niveau plus bas, mais constant.

Intérêt pour la théorie de la grande réinitialisation (2020-2025)
Combinaison des recherches Great reset et Grande réinitialisation

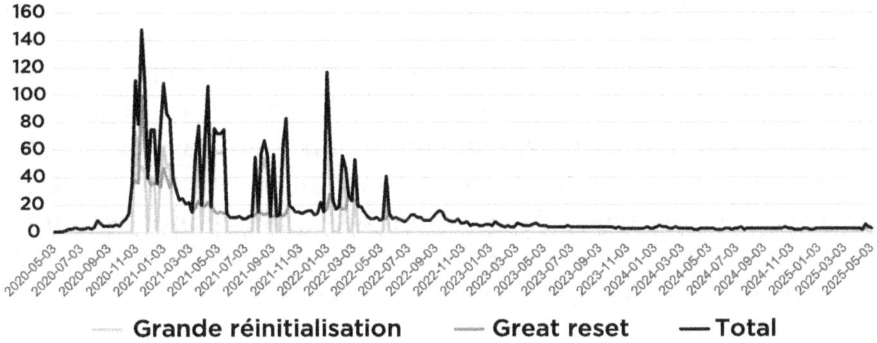

Source : données collectées par l'auteure sur Google Trends

Intérêt pour la théorie du nouvel ordre mondial (2020-2025)
Combinaison des recherches New world order et Nouvel ordre mondial

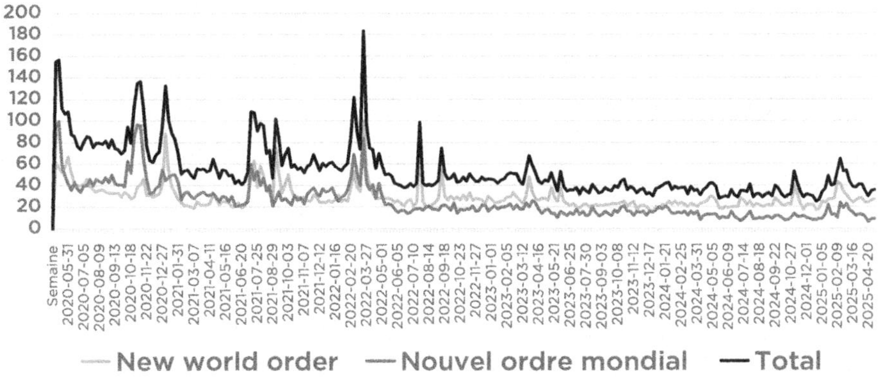

Source : données collectées par l'auteure sur Google Trends

La grande réinitialisation s'inscrit dans la continuité de théories plus anciennes, comme celle du nouvel ordre mondial, dont la présence en ligne reste importante entre 2020 et 2025. Le graphique ci-contre illustre cette persistance : après plusieurs pics initiaux liés aux débats entourant la pandémie et les mesures sanitaires, un regain d'intérêt marqué est observé en mars 2022. Ce pic correspond à un moment où le président américain Joe Biden a publiquement employé l'expression *New World Order* dans un discours, déclenchant un flot de commentaires et d'analyses dans les milieux complotistes. Par la suite, l'intérêt s'essouffle graduellement, mais demeure constant, ce qui témoigne de la vitalité continue de cette théorie dans l'espace numérique.

Une diffusion mondiale

La théorie de la grande réinitialisation circule largement à l'échelle internationale. Selon Google Trends, les recherches en anglais sur la théorie sont particulièrement élevées aux Pays-Bas, au Canada, en Allemagne, en Finlande, en Suisse, au Royaume-Uni et en Australie. En français, l'expression « Grande réinitialisation » suscite aussi un vif intérêt en France, en Belgique et au Canada, surtout lors des périodes de controverse liées à la pandémie.

Carte mondiale (mot-clé Great reset)

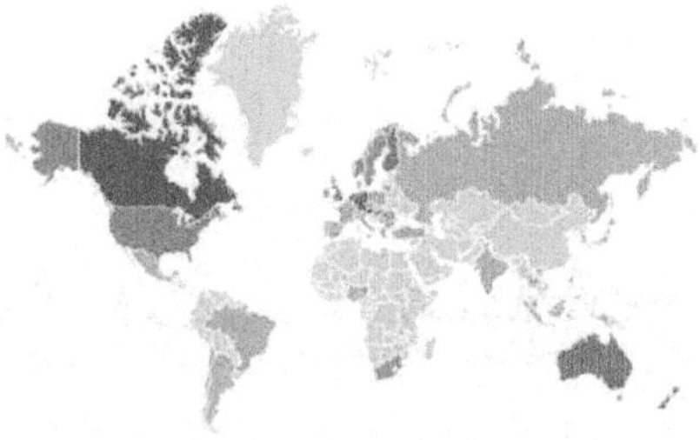

Carte mondiale (mot-clé Grande réinitialisation)

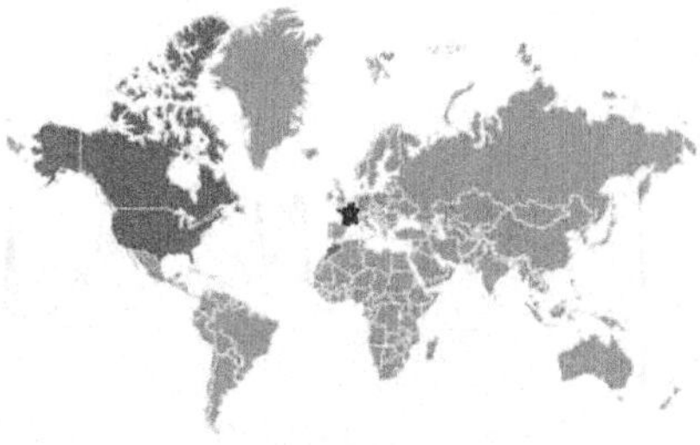

Carte mondiale (mot-clé Nouvel ordre mondial)

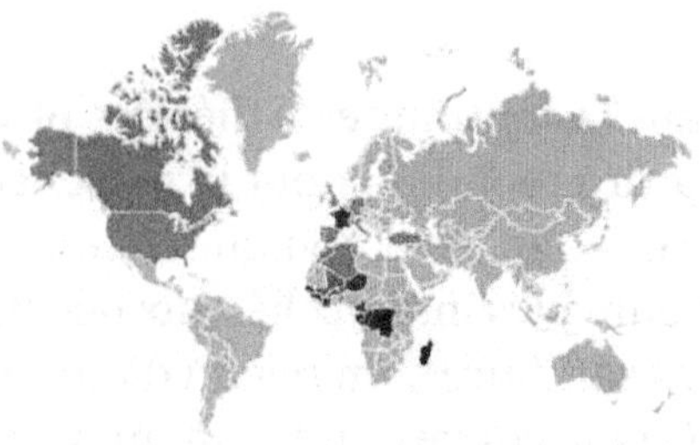

Carte mondiale (mot-clé New world order)

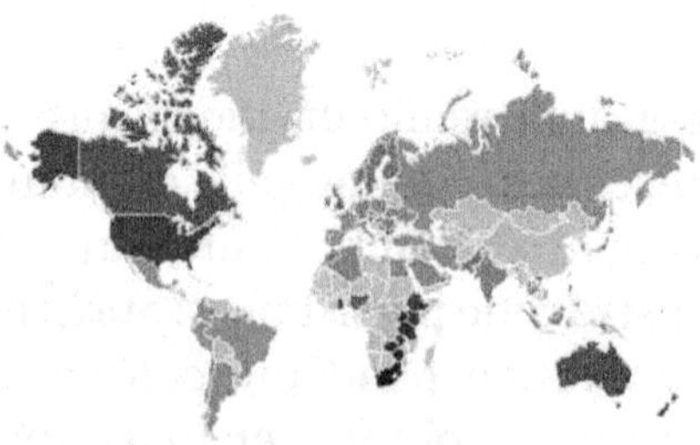

Légende : plus foncé = plus fréquent

Source : données collectées par l'auteure sur Google Trends

Les États-Unis apparaissent plus en retrait dans ce classement, mais figurent tout de même parmi les 30 premiers pays, aux côtés de la Nouvelle-Zélande, de l'Irlande, de la Grèce ou du Danemark.

Les données montrent également que la théorie du nouvel ordre mondial circule largement à l'international. En anglais, l'Ouganda, l'Afrique du Sud, le Zimbabwe, la Nouvelle-Zélande et les États-Unis figurent parmi les pays où l'intérêt est le plus marqué, avec aussi des volumes notables en Australie, au Ghana, en Éthiopie, au Canada et au Royaume-Uni.

En français, Madagascar, le Congo-Brazzaville, le Burundi, le Sénégal et la France se distinguent. Ces données illustrent une diffusion mondiale de la théorie dans des contextes très variés.

4. Les impacts concrets du complot de la grande réinitialisation

La théorie de la grande réinitialisation produit des effets tangibles. En nourrissant la méfiance envers les institutions, elle polarise les débats, fragilise la confiance collective et alimente, chez ceux qui y adhèrent, un besoin pressant d'agir ou de résister face à une menace perçue comme imminente.

Un rejet qui paralyse l'action collective

La théorie nourrit une méfiance tenace envers les gouvernements, les grandes institutions internationales et les entreprises. Le Forum économique mondial, l'ONU ou l'OMS deviennent les symboles d'un pouvoir jugé opaque et illégitime. Ce ne sont plus seulement certaines décisions qui sont contestées, mais l'idée même de gouvernance mondiale. Toute coordination internationale devient suspecte, vue comme une façade derrière laquelle se tramerait une prise de pouvoir mondiale.

Ce rejet complique la coopération entre les États, même sur des enjeux urgents comme les pandémies, le climat ou l'encadrement technologique. L'absence d'action concertée accentue les effets des crises. Et ce sont souvent les plus fragiles qui en subissent les conséquences.

Une théorie pour tout dénoncer

La théorie de la grande réinitialisation a servi de cadre pour rejeter plusieurs politiques publiques, notamment en matière de santé, d'environnement ou de numérique. Pendant la pandémie, elle a été mobilisée pour s'opposer au port du masque, aux confinements et à la vaccination obligatoire. Elle a sapé la confiance envers les autorités, en mélangeant critique des décisions et rejet complet du système. Peu à peu, elle est devenue un point de ralliement pour divers mouvements contestataires, en se mêlant à d'autres récits complotistes : rejet des monnaies numériques, dénonciation de la surveillance généralisée ou crainte du transhumanisme, l'idée que les humains pourraient être progressivement transformés ou contrôlés par la technologie. Ainsi, elle agit comme un noyau central, capable d'englober d'autres peurs et de fédérer plusieurs courants conspirationnistes (Christensen & Au, 2023).

Aujourd'hui encore, la théorie continue d'évoluer. Elle s'adapte aux événements, se diffuse dans de nouveaux milieux, et pourrait prendre des formes inattendues.

5. Comment la théorie de la grande réinitialisation pourrait-elle évoluer ?

Depuis 2022, la visibilité de la théorie a diminué. Le thème a disparu des grandes tribunes du Forum économique mondial et l'intérêt médiatique s'est estompé. Pourtant, elle continue de circuler, souvent intégrée à des récits plus larges comme celui du nouvel ordre mondial.

Sa forme a changé, mais le fond persiste. Comment ce récit pourrait-il évoluer dans les prochaines années ? Voici trois scénarios possibles.

Scénario 1 : une théorie en sommeil qui ressurgit au moindre signal

Le complot de la grande réinitialisation refait surface dès qu'un projet international suscite l'inquiétude : encadrement de l'intelligence artificielle, création d'une monnaie numérique par les banques centrales, passeport carbone.

D'autres thèmes ravivent aussi la méfiance : souveraineté énergétique, coordination des politiques de santé publique, gouvernance climatique.

Les mêmes institutions sont mises en cause et les mêmes peurs reviennent : surveillance accrue, uniformisation des règles, affaiblissement des souverainetés nationales. Toute forme de coordination internationale devient suspecte, quelle qu'en soit la nature.

Le débat public se crispe, la coopération s'essouffle et les solutions collectives perdent leur portée.

Scénario 2 : et si le complot disait vrai ?

Une fuite massive confirme l'existence d'un projet international visant à transformer radicalement les sociétés, coordonné en secret par le Forum économique mondial.

Le plan est précis : crédit social mondial, suppression graduelle de la propriété privée, surveillance biométrique.

Le choc est immédiat. Émeutes, chute des marchés. Les dirigeants, accusés de trahison, perdent toute légitimité. Des procès s'ouvrent.

Les grandes organisations internationales sont dissoutes. Plusieurs projets sont suspendus, dont les monnaies numériques d'État, les passeports carbone jusque-là à l'étude, ainsi que diverses initiatives de coopération mondiale.

Une nouvelle ère commence, faite de chaos et de soulèvements. La société bascule dans une incertitude, où chaque tentative de décision collective est perçue comme une menace.

Scénario 3 : et si les critiques étaient prises au sérieux

Plutôt que de rejeter les théories complotistes en bloc, certains décideurs reconnaissent que la méfiance actuelle s'appuie parfois sur des critiques fondées.

Dans plusieurs domaines sensibles comme la santé publique, l'intelligence artificielle, les données personnelles ou la monnaie numérique, on reconnaît que les règles du jeu restent floues et que les lieux de décision demeurent souvent opaques.

La gouvernance mondiale, longtemps perçue comme distante, commence à s'ouvrir. Des réformes sont amorcées : plus de transparence, de participation citoyenne, de contre-pouvoirs. L'influence des grandes entreprises est mieux encadrée. Les projets internationaux intègrent des mécanismes de débat public.

La légitimité revient peu à peu et le climat de suspicion s'apaise. Sans faire disparaître les peurs, ces gestes concrets réduisent l'attrait du complot. Ils ouvrent la voie à une coopération plus équitable, plus lisible et surtout plus humaine.

Conclusion du chapitre : affronter les racines du complot

Le complot de la grande réinitialisation n'est pas né d'un délire isolé. Il s'enracine dans un malaise profond, celui d'un monde en mutation rapide où beaucoup sentent qu'ils n'ont plus de prise sur les décisions. Gouvernance distante, montée des inégalités, pouvoir grandissant des grandes entreprises, déploiement technologique accéléré : autant de dynamiques qui alimentent les inquiétudes.

Face à cette complexité, le complot offre une explication simple et efficace. Il désigne clairement un ennemi, donne un sens aux bouleversements et prétend dévoiler les véritables intentions derrière les événements.

Même en l'absence de preuves, il parvient à fédérer les doutes, les colères et les frustrations. C'est là sa force. Il mêle faits réels, inquiétudes légitimes et interprétations radicales dans une vision cohérente et mobilisatrice.

Tant que les causes de cette méfiance ne seront pas abordées de front, qu'il s'agisse de l'opacité des décisions, du manque de contre-pouvoirs ou de l'absence de débat démocratique, ce complot continuera de circuler, de se réinventer et de séduire.

Sources et références

Études scientifiques et analyses critiques

Christensen, M., & Au, A. (2023). The Great Reset and the Cultural Boundaries of Conspiracy Theory. *International Journal of Communication*, 17, 2348–2366.

Harari, Y. N. (2018). *Homo Deus : Une brève histoire de l'avenir*. Albin Michel.

Klein, N. (2020). *On Fire: The (Burning) Case for a Green New Deal*. New York: Simon & Schuster.

McNeill, D. (2023). The World Economic Forum: An unaccountable force in global health governance? Global Policy, 14, 782–789.

Robinson, C., & Watson, S.D. (2025). Conspiracy theory, anti-globalism, and the Freedom Convoy: The Great Reset and conspiracist delegitimation. Review of international studies, 2025, 1-26.

Roth, S. (2021). The Great Reset: Restratification for lives, livelihoods, and the planet. Technological *Forecasting and Social Change*, 166, 120636. https://doi.org/10.1016/j.techfore.2021.120636

Sadin, E. (2015). *La silicolonisation du monde*. L'Échappée.

Taguieff, P.-A. (2005). *La Foire aux illuminés : ésotérisme, théorie du complot, extrémisme*. Paris : Mille et une nuits.

Umbrello, S. (2021). Should We Reset? A Review of Klaus Schwab and Thierry Malleret's 'COVID-19: The Great Reset'. J Value Inquiry 56, 693–700.

Willen, T. (2024). The Great Reset and its implications for educational policy. *Politics*, 22(4).
https://journals.sagepub.com/doi/abs/10.1177/14782103231176373

Zuboff, S. (2019). *The Age of Surveillance Capitalism*. PublicAffairs.

Articles médiatiques

Le Monde. (2021). Qu'est-ce que « The Great Reset », un livre devenu théorie du complot ? *Les Décodeurs*. https://www.lemonde.fr

Radio-Canada. (2020). *Le « Great Reset » n'est pas un complot pour contrôler le monde*. https://ici.radio-canada.ca/

Pivot. (2021). *Forum économique mondial : le grand renversement n'aura pas lieu*. https://pivot.info/

Independent Institute. (2022). *What is the Great Reset?* https://www.independent.org/article/2022/02/28/what-is-the-great-reset/

Documents officiels et sites de référence

Center for Health Security. (2019). Event 201: *A global pandemic exercise*. Johns Hopkins University.
https://www.centerforhealthsecurity.org/event201/

Schwab, K., & Malleret, T. (2020). COVID-19: *The Great Reset*. Forum Publishing.

Schwab, K. (2017). *La quatrième révolution industrielle*. Paris : Dunod.

Forum économique mondial (n.d.). *Site officie*l. https://www.weforum.org/

Viganò, C. M. (2020). *Lettre ouverte au président des États-Unis d'Amérique*. Trad. française disponible sur [Le Salon Beige].

Chapitre IV

Complot vaccinal : le poison dans la seringue

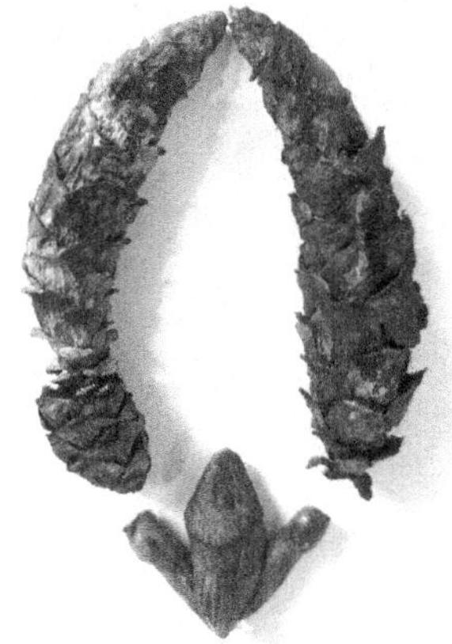

Introduction : comprendre le complot vaccinal

Peu de gestes médicaux polarisent autant que la vaccination. Révolution sanitaire pour les uns, elle est perçue par d'autres comme un outil de contrôle, voire de nuisance. Parce qu'elle touche au corps, à l'intimité, à la protection des enfants, elle devient un terrain fertile pour les théories du complot.

Ces discours s'appuient sur des faits réels comme les effets secondaires, les scandales pharmaceutiques ou les inégalités d'accès, réinterprétés comme des signes d'un projet de manipulation. Cela alimente une méfiance persistante envers les institutions.

La pandémie de COVID-19 a accéléré cette dynamique, mais le complot vaccinal ne s'y limite pas. Il s'enracine dans des peurs anciennes et vise l'ensemble des vaccins.

La contestation vaccinale a plusieurs visages. Refuser un vaccin ne fait pas de quelqu'un un complotiste. Mais certains voient derrière les campagnes de vaccination un projet organisé de manipulation. C'est à cette lecture que ce chapitre s'intéresse. On y explore sa logique, ses mécanismes et ses effets.

1. Au cœur de la croyance : le complot vaccinal

Et si les vaccins n'étaient pas faits pour protéger, mais pour nuire ? C'est ce que croient des millions de personnes à travers le monde. Pour elles, la vaccination sert de prétexte : derrière l'aiguille se cacheraient des intentions sombres, un vaste projet de manipulation des corps et des esprits, orchestré par des élites puissantes.

Cette première partie plonge dans cette croyance et dans ce qui alimente cette méfiance.

1.1 Les bases du complot

La théorie du complot vaccinal repose sur une idée centrale : les vaccins ne servent pas à protéger les populations, mais à les affaiblir, les contrôler ou les manipuler. Les gouvernements, les grandes compagnies pharmaceutiques et certaines élites cacheraient volontairement la vérité pour servir leurs propres intérêts.

Certains vaccins sont plus souvent visés que d'autres. Depuis les années 1990, le ROR (rougeole, oreillons, rubéole) et l'hépatite B sont régulièrement ciblés, souvent en lien avec les enfants.

Plus récemment, le vaccin contre la COVID 19 a cristallisé les critiques en raison de son déploiement rapide, de son contexte inédit et de sa technologie à ARNm.

D'autres, comme ceux contre la grippe saisonnière, le papillomavirus (HPV), la varicelle ou les vaccins combinés administrés dès la petite enfance (DTCa HB VPI Hib), suscitent aussi la méfiance.

Dans les pays du Sud, certains vaccins développés contre l'Ebola ou utilisés dans les recherches sur le VIH, ainsi que les campagnes contre le tétanos néonatal, alimentent également l'hostilité envers les interventions médicales venues de l'extérieur.

1.2 Vaccinés, sceptiques ou complotistes ?

On peut refuser un vaccin sans croire à un complot. Ce n'est que lorsque ces doutes s'accompagnent de l'idée que les autorités mentent sciemment ou dissimulent la vérité qu'on entre dans une logique complotiste.

Parmi les réticences non complotistes, on retrouve d'abord la question du rapport bénéfice-risque. Certains jugent inutile un vaccin contre une maladie bénigne ou rare. D'autres s'inquiètent de la rapidité de développement, comme ce fut le cas avec les vaccins contre la COVID-19. La peur des effets secondaires, même rares, alimente aussi une prudence individuelle.

Ces réserves naissent parfois de l'expérience : un effet indésirable, la confiance dans les médecines naturelles ou la conviction que l'immunité naturelle est préférable. Derrière le rejet de l'obligation vaccinale, il peut y avoir des arguments de liberté, une critique du système économique ou une méfiance envers les institutions nourrie par des scandales passés, sans que cela relève du complotisme.

La méfiance s'étend même aux animaux domestiques : de plus en plus de propriétaires renoncent à les faire vacciner.

Voyons maintenant ce que les discours complotistes avancent.

1.3 Pourquoi vacciner ? Ce que dit le complot vaccinal

Les théories complotistes autour de la vaccination ne forment pas un bloc homogène. Plusieurs discours circulent, avec leurs variantes : manipulation génétique, stérilisation, surveillance ou intérêts économiques.

Affaiblir la santé des populations

Le complot vaccinal commence par cette idée : les vaccins affaiblissent les gens au lieu de les protéger. Ils dérèglent le système immunitaire, favorisent les maladies chroniques ou dégénératives, et créent une dépendance aux traitements pharmaceutiques. L'objectif serait clair : rendre les gens malades pour qu'ils aient en permanence besoin de soins et de médicaments. Dans cette logique, plusieurs vaccins sont accusés d'être liés à des maladies graves.

Le vaccin ROR (rougeole, oreillons, rubéole) aurait un lien avec l'autisme, depuis qu'une étude frauduleuse a été publiée en 1998.

Celui contre l'hépatite B serait à l'origine de maladies auto-immunes, comme la sclérose en plaques.

Le vaccin contre le papillomavirus humain (HPV) serait soupçonné de provoquer des troubles neurologiques.

Le vaccin contre la COVID-19, quant à lui, causerait des inflammations cardiaques, des AVC ou certains cancers. Certains le considèrent comme plus dangereux que le virus lui-même.

Même le vaccin contre la grippe saisonnière suscite des craintes, liées à une possible toxicité.

Les vaccins combinés administrés aux nourrissons, comme le DTCa-HB-VPI-Hib (diphtérie, tétanos, coqueluche acellulaire, hépatite B, poliomyélite, Haemophilus influenzae de type b), affecteraient le développement du système immunitaire et augmenteraient les risques de troubles du neurodéveloppement.

Au-delà des vaccins, certaines mesures préventives sont également perçues comme suspectes. Les tests PCR, utilisés pour détecter un virus à partir d'un prélèvement nasal, provoqueraient des dommages internes ou altéreraient le cerveau. Les thermomètres infrarouges pointés sur le front perturberaient la glande pinéale, associée au sommeil, à la conscience ou à l'intuition.

Vaccins et stérilisation de masse

Certaines théories soutiennent que les vaccins visent à limiter la fertilité, notamment en Afrique, en Asie du Sud et en Amérique latine. Ils contiendraient des substances capables d'agir sur le système hormonal, d'empêcher la grossesse ou de réduire la capacité reproductive sur plusieurs générations.

Des campagnes de vaccination serviraient ainsi de couverture à des stratégies de contrôle démographique, ciblant en priorité des communautés vulnérables et peu médiatisées.

C'est notamment le cas des campagnes contre le tétanos néonatal, accusées de priver définitivement les femmes de leur fertilité (Jarry, 2022). Des accusations similaires concernent aussi certains vaccins développés contre l'Ebola ou testés dans le cadre de recherches sur le VIH, censés contenir des substances qui empêcheraient les femmes de concevoir. Derrière cette entreprise, des élites chercheraient à freiner la croissance de la population mondiale, perçue comme une menace pour la stabilité, les ressources et leur propre pouvoir.

Expérimenter sur les populations

Les campagnes de vaccination seraient également des laboratoires à ciel ouvert. Les pays du Sud serviraient de terrain d'expérimentation pour tester des produits ou des technologies médicales sans consentement.

Certains vaccins développés contre l'Ebola ou utilisés dans des recherches sur le VIH auraient été administrés à des communautés vulnérables afin d'en évaluer secrètement les effets.

Dans cette logique, les populations deviennent des cobayes, exposées à des risques délibérément dissimulés pour servir des objectifs militaires, politiques ou économiques.

Reprogrammer le corps humain

Lors de leur fabrication, certains vaccins contre la COVID-19 ont utilisé des lignées cellulaires issues de fœtus avortés dans les années 1970 et 1980, comme HEK 293 ou PER.C6. Bien que ces cellules soient présentes depuis des décennies en laboratoire, et absentes des vaccins à ARNm, elles sont interprétées comme la preuve d'un projet visant à utiliser le corps humain comme matière première.

Dans cette continuité, la technologie de l'ARN messager, utilisée dans les vaccins Pfizer-BioNTech et Moderna, est perçue comme un outil de reprogrammation biologique.

Cette molécule naturelle, conçue pour transmettre des instructions temporaires aux cellules avant d'être détruite, serait détournée de son rôle. Elle servirait à modifier le corps en profondeur, à affaiblir les défenses immunitaires, voire à intervenir sur le code génétique humain, en modifiant l'expression des gènes ou en perturbant le fonctionnement cellulaire.

Les vaccins ne viseraient plus à prévenir les maladies, mais à transformer l'organisme et à en altérer le fonctionnement. Le corps deviendrait un support d'expérimentation, modifiable à distance, manipulable à volonté.

Et s'il peut être modifié, il peut aussi être surveillé.

Vers une surveillance biologique totale

Dès l'enfance, la vaccination scolaire viserait à banaliser les interventions sur le corps, habituerait les jeunes à obéir et préparerait une génération docile, prête à accepter les décisions imposées d'en haut.

À partir de là, la logique se déploie. Les virus deviennent des armes pour instaurer un état d'urgence permanent, restreindre les libertés et affaiblir les institutions démocratiques (Bottemanne, 2022).

La vaccination sert de prétexte pour introduire dans le corps des technologies de surveillance : micropuces, nanocapteurs, particules activables à distance. Une fois injectés, ces éléments rendent chaque individu traçable, surveillable, voire influençable.

Les nanoparticules lipidiques contenues dans les vaccins à ARN messager sont présentées comme la preuve d'une infiltration technologique. Leur miniaturisation permet d'échapper à toute détection et facilite l'implantation de dispositifs de contrôle.

Ces implants, installés à partir des vaccins, sont connectés aux réseaux 5G et transmettent des données en temps réel. Certains avancent que ces ondes influencent le comportement humain et permettent même de propager des virus via les antennes relais.

Cette logique de surveillance s'étendrait aux passeports vaccinaux et aux codes QR. Loin d'être de simples outils logistiques, ces dispositifs marqueraient les premiers jalons d'un système global de contrôle social : restriction des déplacements, soumission forcée, sanctions en cas de refus.

L'intelligence artificielle jouerait un rôle central dans ce système. Elle analyserait les données biométriques recueillies et déclencherait des réponses comportementales à distance. L'individu deviendrait un corps programmé, surveillé, géré par des algorithmes.

Les vaccins antigrippaux s'inscriraient eux aussi dans ce scénario. Administrés régulièrement aux personnes âgées ou vulnérables, ils serviraient à tester ces technologies de contrôle sur des populations jugées moins résistantes.

Aujourd'hui, les puces seraient déjà en place, dans le corps de millions de personnes. Insérées discrètement durant les campagnes de vaccination, elles resteraient en veille, silencieuses, prêtes à s'activer au signal prévu pour passer à la prochaine phase.

La vaccination ne serait que la première étape.

Big Pharma, profits et manipulation

Remettre en question les vaccins, c'est aussi douter de ceux qui les promeuvent : gouvernements, institutions publiques, médecins, scientifiques (Ward, 2022). Ces acteurs sont perçus comme complices de l'industrie pharmaceutique, souvent désignée sous le nom de Big Pharma. Le terme fait référence aux grandes compagnies pharmaceutiques multinationales, accusées de privilégier leurs profits au détriment du bien commun, voire d'entretenir la maladie pour faire fonctionner leur modèle d'affaires.

Les liens entre ces compagnies et le milieu médical permettraient de garder la main sur le système. Le lobby pharmaceutique jouerait un rôle central : il marginaliserait les remèdes naturels ou peu coûteux et imposerait des traitements brevetés.

Big Pharma n'agirait pas seulement dans les laboratoires. Elle influencerait les décisions politiques, orienterait les recommandations officielles et utiliserait les campagnes de vaccination pour étendre son emprise.

Maintenant que les principaux arguments avancés par ces théories ont été passés en revue, une question demeure : que sait-on vraiment des vaccins, de leur fonctionnement et de leur développement ? Un retour sur les faits s'impose.

1.4 Ce qu'on sait vraiment sur les vaccins

Pourquoi vaccine-t-on ? Comment les vaccins sont-ils développés ? Quelle est leur efficacité réelle ? Voici ce que montrent les données, au-delà du complot.

Pourquoi, quand et contre quoi on vaccine

Dans la plupart des pays occidentaux, les enfants reçoivent entre 10 et 14 vaccins différents au cours de leurs premières années, souvent regroupés en plusieurs injections dès les premiers mois. Ils protègent contre des maladies infectieuses graves comme la diphtérie, le tétanos, la coqueluche, la poliomyélite, la rougeole, les oreillons ou la rubéole.

D'autres ciblent des infections bactériennes responsables de méningites. Certains calendriers incluent aussi l'hépatite B, la varicelle, le papillomavirus humain (HPV) et la grippe.

La vaccination repose sur un principe simple : exposer l'organisme à un fragment inoffensif du microbe (ou à une version affaiblie ou inactivée), pour que le système immunitaire apprenne à se défendre.

En cas de contact réel avec l'agent infectieux, la réponse sera rapide et efficace. Il existe aujourd'hui des vaccins capables de prévenir plus d'une vingtaine de maladies, contribuant à prolonger l'espérance de vie et à améliorer la qualité de vie (Organisation mondiale de la Santé, 2025).

La majorité des vaccins sont administrés pendant l'enfance, mais certains rappels sont recommandés à l'âge adulte, notamment contre le tétanos ou la coqueluche. D'autres vaccins, comme ceux contre la grippe, le zona ou le pneumocoque, visent les personnes âgées ou vulnérables.

Les voyageurs peuvent aussi recevoir des vaccins contre des maladies rares en Occident, comme la fièvre jaune ou la typhoïde, selon leur destination. En période de pandémie, comme celle de la COVID-19, des campagnes à grande échelle sont déployées pour freiner la propagation du virus et protéger les plus fragiles.

La vaccination accompagne ainsi les individus tout au long de la vie, selon leur âge, leur santé, leur environnement ou le contexte mondial.

Comment les vaccins sont développés, testés et surveillés

Avant d'être proposés à la population, les vaccins suivent un processus long et encadré. Ils sont d'abord conçus en laboratoire à partir d'un agent pathogène affaibli, inactivé ou fragmenté, puis soumis à plusieurs phases d'essais cliniques pour en vérifier la sécurité, l'efficacité et la tolérance.

Dans la majorité des cas, leur développement est assuré par des compagnies pharmaceutiques comme Pfizer, Moderna, Sanofi ou GSK. Ces entreprises conçoivent les produits, détiennent les brevets et négocient leur commercialisation avec les gouvernements.

Une fois un vaccin prêt, il doit obtenir l'autorisation des agences sanitaires nationales, comme Santé Canada, la Food and Drug Administration (FDA) aux États-Unis ou l'Agence européenne des médicaments. Chaque pays décide alors s'il l'intègre à son calendrier vaccinal, selon ses priorités.

Un même vaccin peut être autorisé dans un pays, refusé dans un autre, ou introduit plus tardivement selon les ententes commerciales ou les capacités logistiques. Dans les pays à faible revenu, l'accès passe souvent par des programmes comme GAVI ou COVAX, ce qui engendre des inégalités de couverture vaccinale à l'échelle mondiale.

Une fois autorisés, les vaccins font l'objet d'une surveillance continue : effets secondaires déclarés, données publiées, lots contrôlés. Des ajustements peuvent être faits à tout moment si un risque est détecté.

Dans le cas du vaccin contre la COVID-19, sa mise en marché rapide a suscité la méfiance. Certains y ont vu un signe de précipitation ou de laxisme. Pourtant, les phases d'essais (1, 2 et 3) ont bel et bien été menées selon les protocoles habituels. L'accélération n'a pas reposé sur un raccourci scientifique, mais sur une mobilisation exceptionnelle : financements massifs, coopération internationale, simplification administrative, sans compromis sur l'évaluation des données. Ironiquement, ce vaccin est devenu l'un des produits médicaux les plus testés et surveillés de l'histoire moderne.

Comment a-t-on pu développer un vaccin contre la COVID-19 aussi rapidement ?

En temps normal, le développement d'un vaccin prend entre 10 et 15 ans. Pour la COVID-19, certains ont été autorisés en moins d'un an. Cette rapidité a soulevé des questions légitimes. Voici ce qui l'a rendue possible, sans compromis sur les standards scientifiques :

- Des technologies déjà prêtes : les plateformes à ARN messager étaient en développement depuis plus de dix ans.
- Des connaissances existantes : les coronavirus comme le SARS (2003) et le MERS (2012) avaient déjà été étudiés en profondeur.
- Un financement exceptionnel : les gouvernements ont financé la production avant même l'approbation, accélérant la mise en circulation.
- Des essais menés en parallèle : les phases 1, 2 et 3 ont été partiellement superposées, réduisant les délais.
- Des procédures administratives allégées : les agences ont évalué les données au fur et à mesure, sans attendre la fin des essais.

Elles ont été organisées et soutenues à une échelle sans précédent.

Ce qu'un vaccin peut faire... et ce qu'il ne peut pas

Depuis le milieu du XXe siècle, la vaccination a permis d'éliminer certaines grandes maladies infectieuses et de réduire la mortalité mondiale (OMS, 2025).

Un vaccin ne garantit pas une protection totale. Il réduit surtout le risque de complications graves, d'hospitalisation et de décès.

Lorsqu'une personne vaccinée contracte la maladie, elle développe en général une forme plus légère. C'est le principe : préparer le système immunitaire à réagir plus vite et plus efficacement.

Les vaccins ne bloquent pas toujours la transmission, surtout pour les infections respiratoires. Une personne vaccinée peut donc parfois être infectée ou transmettre le virus.

L'efficacité dépend de plusieurs facteurs : le temps écoulé depuis l'injection, l'âge, l'état de santé et les caractéristiques du microbe visé.

Comme tout produit médical, un vaccin peut entraîner des effets secondaires. La majorité sont bénins : douleur au bras, fièvre légère, fatigue passagère. Dans de rares cas, des effets plus graves surviennent, comme des réactions allergiques, des myocardites (notamment après certains vaccins contre la COVID-19) ou des thromboses. Ces dernières ont surtout été observées après l'administration du vaccin AstraZeneca, ce qui a mené à des suspensions temporaires dans plusieurs pays, le temps d'évaluer leur fréquence, leur gravité et le rapport bénéfice/risque. Une fois les analyses complétées, le vaccin a été jugé à risque faible et remis en usage dans plusieurs pays. C'est ce rapport entre bénéfices et risques qui justifie la vaccination.

Cette logique vaut aussi collectivement. La vaccination ne protège pas seulement l'individu : elle freine la circulation du virus, protégeant les plus vulnérables ou ceux qui ne peuvent être vaccinés. C'est ce principe de solidarité qui guide les campagnes de santé publique.

1.5 Quand les vaccins soulèvent des questions : controverses, inquiétudes et faits

Certains vaccins ou leurs composants suscitent des inquiétudes persistantes. Ces controverses reposent souvent sur des malentendus ou sur des données déformées, mais elles font aussi écho à des préoccupations légitimes : santé publique, transparence, éthique. Cette section distingue les idées reçues les plus répandues des faits établis.

Autisme et vaccination : une idée tenace, mais réfutée

Parmi les rumeurs les plus répandues, celle d'un lien entre le vaccin ROR (rougeole, oreillons, rubéole) et l'autisme reste la plus tenace. Elle provient d'un article publié en 1998, basé sur un échantillon restreint et entaché d'irrégularités majeures. L'étude a été rétractée, son auteur radié de l'ordre des médecins.

Mais le mal était fait. La peur s'est propagée, la couverture vaccinale a chuté et certaines maladies comme la rougeole ont fait leur retour.

Depuis, de nombreuses études rigoureuses ont confirmé l'absence de lien entre vaccins et autisme. Le consensus scientifique est clair et constant : les vaccins ne causent pas l'autisme (Hviid et *al.*, 2019).

Substances et vaccins sous surveillances

Certaines inquiétudes visent des composants précis utilisés dans les vaccins ou des effets secondaires signalés après leur administration.

Les adjuvants à base d'aluminium, présents depuis près d'un siècle, sont pointés du doigt. Ils peuvent provoquer des effets bénins comme des rougeurs ou des nodules. Dans de rares cas, des lésions ont été observées, sans qu'aucun lien formel ne justifie de modifier les recommandations en vigueur (Siegrist, 2003).

Le thiomersal, un conservateur contenant de l'éthylmercure, a lui aussi suscité des craintes. Par mesure de précaution, il a été retiré des vaccins pédiatriques, mais reste utilisé dans certains vaccins antigrippaux multidoses. Les études n'ont trouvé aucun lien avec l'autisme et les doses utilisées sont jugées sûres.

Les nanoparticules lipidiques, utilisées pour transporter l'ARN dans les vaccins à ARNm, sont rapidement dégradées dans l'organisme. Elles sont considérées comme sûres, bien que leur nouveauté soulève des interrogations sur les effets à long terme. À ce jour, aucun signal préoccupant n'a été détecté.

Le Gardasil, vaccin contre le papillomavirus (HPV), a fait l'objet d'alertes concernant d'éventuelles maladies auto-immunes. Les enquêtes menées n'ont établi aucun lien. Ces signalements s'inscrivent dans le processus normal de surveillance après la mise en marché (Wolfshagen, 2021).

Enfin, le Pandemrix, utilisé en 2009 contre la grippe A(H1N1), a été associé à un risque accru de narcolepsie chez les jeunes. Ce lien a été reconnu, entraînant des restrictions d'usage, des indemnisations et une adaptation des protocoles (Partinen et *al.*, 2012). Ce cas rappelle qu'un effet grave peut survenir, mais il montre aussi que la pharmacovigilance fonctionne.

Mais la méfiance ne vient pas seulement des effets secondaires. Elle s'alimente aussi des dérives réelles de l'industrie pharmaceutique.

Ce que disent les opposants aux vaccins… et ce que répond la science

- **Les vaccins contiennent des micropuces.**
→ Aucune technologie de ce type n'a jamais été utilisée dans un vaccin.

- **Les vaccins à ARN messager modifient l'ADN.**
→ L'ARN messager reste à l'extérieur du noyau cellulaire. Il déclenche une réponse immunitaire, puis est éliminé.

- **L'immunité naturelle est préférable.**
→ Contracter la maladie comporte des risques graves. Le vaccin offre une protection sans complication.

- **L'obligation vaccinale viole les libertés individuelles.**
→ Le vaccin protège collectivement. Refuser la vaccination, c'est aussi exposer les autres.

- **Les vaccins sont imposés pour enrichir les pharmaceutiques.**
→ Les vaccins génèrent généralement moins de profits que les traitements et médicaments prescrits à long terme. Leur fonction reste préventive.

1.6 Ce qui alimente la méfiance envers l'industrie pharmaceutique

Toutes les critiques adressées à l'industrie pharmaceutique ne relèvent pas du complot. Certaines dérives sont bien réelles et documentées. Les dénoncer ne revient pas à rejeter la science ni les vaccins, mais à poser un regard lucide sur un secteur puissant, opaque et influent.

Une confiance fragilisée par le passé

Avant que les vaccins ne deviennent des cibles de suspicion, plusieurs scandales liés à des médicaments ont érodé la confiance du public.

Le cas de la thalidomide, prescrite à la fin des années 1950 contre les nausées de grossesse, a marqué un tournant : ce médicament a causé de graves malformations congénitales avant d'être retiré du marché (Wolfshagen, 2021).

D'autres affaires ont suivi. Le Vioxx, retiré après avoir été associé à une hausse des risques cardiovasculaires (Bresalier et *al.*, 2005). Le Mediator, coupe-faim largement prescrit en Europe, responsable de centaines de décès (Mullard, 2011). Ou encore l'OxyContin, au cœur de la crise des opioïdes, qui a révélé les stratégies déployées par certains laboratoires pour minimiser les risques de dépendance tout en maximisant les profits (Kolodny et *al.*, 2015).

C'est dans ce climat qu'émerge le terme Big Pharma, utilisé pour désigner des compagnies perçues comme dominantes, peu transparentes et guidées avant tout par le profit plutôt que par la santé publique (Wolfshagen, 2021).

Quand la logique de profit dicte la santé

Comme toute entreprise cotée en bourse, les grands groupes pharmaceutiques poursuivent des objectifs de croissance continue.

Leur modèle repose en partie sur la vente de médicaments brevetés, souvent coûteux, et sur des traitements de longue durée, plus rentables que les cures brèves ou les campagnes de prévention. Cette logique crée une tension : l'intérêt économique ne coïncide pas toujours avec l'intérêt sanitaire.

Néanmoins, dans ce système, les vaccins occupent une place particulière. Peu coûteux, administrés en une ou quelques doses, ils ne génèrent pas les mêmes marges que d'autres produits. Malgré leur importance pour la santé publique, ils restent secondaires dans le portefeuille commercial de plusieurs compagnies.

Une exception majeure est toutefois survenue avec la pandémie de COVID-19. L'urgence mondiale, les achats massifs par les États et l'absence de concurrence initiale ont transformé les vaccins en source de revenus sans précédent pour certaines entreprises.

Ce que l'industrie ne dit pas

Les critiques portent aussi sur les pratiques de l'industrie pharmaceutique. Certaines études financées par les laboratoires présentent des biais méthodologiques ou ne sont jamais publiées lorsque les résultats sont défavorables. Cette opacité fausse la perception de l'efficacité réelle des traitements (Wolfshagen, 2021).

Des conflits d'intérêts peuvent surgir lorsque des experts appelés à évaluer un produit entretiennent des liens avec les entreprises concernées. Le lobbying pharmaceutique pèse sur les décisions politiques : approbations, remboursements, achats massifs. Cette proximité alimente l'idée d'un manque d'indépendance des autorités.

Ces pratiques renforcent la méfiance. Mais elles ne remettent pas en cause la qualité ni l'efficacité des vaccins eux-mêmes, qui sont soumis à des contrôles stricts.

Des essais contraceptifs controversés dans les années 1980

Au début des années 1980, des tests cliniques ont été menés en Inde sur un vaccin contraceptif expérimental ciblant l'hormone hCG, avec le soutien de l'OMS. L'objectif était de créer une méthode de contraception temporaire, réversible et injectable. Le vaccin n'a jamais été commercialisé, mais plusieurs manquements éthiques ont été signalés lors de ces essais : informations incomplètes, promesses exagérées, consentement signé dans une langue non comprise.

Bien que ces faits soient isolés, ils alimentent une méfiance tenace envers les campagnes médicales venues des pays riches, et servent de point de départ aux théories les plus inquiétantes sur une possible stérilisation forcée (Jarry, 2022).

Le vaccin comme outil de domination nord-sud ?

La pandémie de COVID-19 a mis en lumière, puis accentué, les inégalités dans l'accès aux vaccins. Alors que certains pays du Nord sécurisaient des stocks excédentaires, d'autres devaient attendre, souvent pour recevoir des doses proches de la péremption. Le mécanisme COVAX, censé corriger ces déséquilibres, n'a pas suffi à assurer une répartition équitable. Bien qu'il soit présenté comme une initiative mondiale, il a été largement piloté par des fondations privées et des entreprises pharmaceutiques, ce qui a nourri les critiques sur ses véritables priorités.

Cette situation a renforcé une impression de hiérarchie mondiale : les pays du Sud restaient dépendants des grandes compagnies pharmaceutiques du Nord. En 2022, l'OMS rappelait que 90 % des vaccins utilisés en Afrique et au Moyen-Orient provenaient de l'étranger. Le vaccin contre le papillomavirus en est un exemple frappant : seuls 41 % des pays à faible revenu l'ont intégré à leur programme national, contre 83 % des pays à revenu élevé.

Le maintien des brevets pendant la pandémie a été perçu comme une manière de protéger les profits plutôt que de partager les vaccins. Dans plusieurs régions, cette réalité a ravivé des blessures anciennes : expérimentations médicales, campagnes imposées, scandales sanitaires. Cette méfiance dépasse la crise récente : elle s'enracine dans une longue histoire de rapports déséquilibrés entre le Nord et le Sud en matière de santé.

Dans ce contexte, les récits complotistes trouvent un terrain fertile. Pour en comprendre la portée, il faut revenir à leur origine.

2. Histoire et origine du complot vaccinal

Depuis l'apparition des vaccins, des formes de méfiance ont émergé. Avec le temps, certaines ont évolué en discours complotistes plus structurés.

XVIIIe au XIXe siècle : entre innovations médicales et résistances populaires

La vaccination moderne commence à la fin du XVIIIe siècle avec les travaux d'Edward Jenner sur la variole. Bien avant lui, une autre méthode existait déjà en Asie, au Moyen-Orient et en Afrique : l'inoculation. Elle consistait à exposer volontairement une personne à une petite dose du virus pour déclencher une forme bénigne de la maladie et ainsi provoquer une immunité.

Dès son introduction en Europe, la vaccination suscite des résistances. Elle est perçue par certains comme une atteinte à l'ordre divin ou au fonctionnement naturel du corps.

Au XIXe siècle, la vaccination obligatoire, notamment contre la variole, provoque des mouvements de protestation. Des ligues antivaccins apparaissent dans plusieurs pays (The College of Physicians of Philadelphia, 2025). Elles ne relèvent pas encore du complotisme : leurs revendications reposent surtout sur la défense des libertés individuelles, la méfiance envers l'autorité médicale ou des convictions religieuses.

XXe siècle : entre progrès sanitaires et premières polémiques

Le XXe siècle est marqué par d'importants progrès médicaux. Grâce à la vaccination, des maladies infectieuses comme la diphtérie, la coqueluche, la poliomyélite ou la rougeole sont progressivement contrôlées, voire éliminées. Mais certaines polémiques viennent fragiliser la confiance du public.

Dans les années 1970 et 1980, des inquiétudes émergent autour de certains vaccins. En 1982, un documentaire télévisé relance le débat sur les effets secondaires du vaccin contre la coqueluche. Il alimente la méfiance et favorise la création de groupes critiques.

À partir de 1998 : naissance d'un discours complotiste structuré

Un tournant majeur survient en 1998 avec la publication d'une étude affirmant un lien entre le vaccin ROR (rougeole, oreillons, rubéole) et l'autisme. L'étude sera rapidement invalidée et rétractée, mais elle laisse une empreinte durable dans l'opinion publique.

À partir de là, le mouvement antivaccin se transforme. Certains conservent des réserves individuelles ou médicales, mais une frange plus radicale émerge. La vaccination n'est plus seulement perçue comme risquée ou inutile : elle devient soupçonnée de servir un agenda caché. Un récit complotiste commence alors à prendre forme, se structure en ligne, et s'étend à l'échelle mondiale.

Années 2000 : montée d'un complot vaccinal organisé

À partir des années 2000, internet devient un vecteur central de diffusion pour les discours complotistes liés à la vaccination.

Sur des forums, des blogues, puis sur Facebook et YouTube, des communautés se forment autour d'une même idée : les vaccins ne visent pas à soigner, mais à nuire.

Années 2010 : le retour de certaines maladies et la montée de la méfiance

Dans plusieurs pays occidentaux, des maladies qu'on croyait disparues, comme la rougeole, réapparaissent. Certaines campagnes de vaccination, notamment contre la grippe H1N1 ou le papillomavirus, rencontrent de fortes résistances (Ward, 2022).

L'Organisation mondiale de la Santé (2025) commence à parler de « défiance vaccinale », qu'elle classe parmi les grandes menaces pour la santé publique.

Sur les réseaux sociaux, les discours hostiles aux vaccins se multiplient, faisant basculer une partie de l'opinion vers des thèses complotistes, dans un climat de confiance fragilisée.

2020 à 2023 : la pandémie comme accélérateur mondial

La pandémie de COVID-19 marque un tournant dans l'histoire récente de la vaccination. Jamais un vaccin n'avait été développé, autorisé et déployé aussi rapidement à l'échelle mondiale. Jamais une campagne n'avait été aussi massive, médiatisée, et accompagnée de mesures sanitaires exceptionnelles.

Dans ce contexte d'incertitude, de peur et de polarisation, les discours complotistes trouvent un terrain particulièrement fertile.

Les vaccins, toujours au cœur des tensions

Depuis la pandémie, les récits complotistes circulent moins dans les médias, mais restent bien présents en ligne. La méfiance persiste, notamment envers les rappels, la vaccination des enfants, ou certains vaccins établis comme le ROR, le HPV ou celui contre la grippe.

Ces discours s'inscrivent désormais dans des visions plus larges de surveillance ou de manipulation. La pandémie a agi comme un catalyseur : elle a ancré durablement la méfiance dans certains milieux.

Ligne du temps condensée : de la méfiance au complot vaccinal

La méfiance envers les vaccins n'est pas nouvelle. Voici comment elle a évolué jusqu'à devenir un véritable complot mondial.

- **1796**
  Jenner met au point le premier vaccin. Des résistances apparaissent dès les premières campagnes.

- **XIXe siècle**
  La vaccination obligatoire provoque la création de ligues antivaccins.

- **XXe siècle**
  Les campagnes vaccinales éliminent plusieurs maladies graves, mais la méfiance persiste.

- **1982**

Le documentaire *DPT: Vaccine Roulette* relance les craintes liées aux effets secondaires.

- **1998 ⦿ Début du complot**

Une étude frauduleuse liant le ROR à l'autisme sème un doute encore vivace aujourd'hui.

- **Années 2000**

Internet structure le discours antivaccin autour d'une logique complotiste.

- **Années 2010**

Résurgence de la rougeole, diffusion virale des théories, montée de la défiance.

- **2020 à 2023**

La pandémie propulse le complot vaccinal à un niveau de diffusion inégalé.

3. Repères statistiques : une croyance largement diffusée

Il est difficile de distinguer clairement la méfiance vaccinale d'une adhésion au complot. Les sondages mesurent l'hésitation ou le refus, mais pas la croyance explicite dans un plan organisé.

Ce qui est visible, en revanche, c'est l'activité numérique. Sur TikTok, X, Facebook ou Telegram, des contenus affirmant que les vaccins contiennent des micropuces, modifient l'ADN ou causent des morts massives circulent massivement.

Avec la pandémie, le monde a aussi été submergé par une surcharge informationnelle. L'Organisation mondiale de la Santé parle d'infodémie : un flot continu de messages, de rumeurs et de données contradictoires, qui rendent l'information fiable plus difficile à trouver. Selon Bottemanne (2022), les fausses nouvelles circulent jusqu'à six fois plus vite que les contenus validés.

Même les médias traditionnels ont parfois contribué à la confusion, en relayant des résultats partiels, des polémiques ou des titres alarmistes. Ce brouillage a affaibli la perception de la science et nourri les discours les plus radicaux. D'où l'importance, encore aujourd'hui, d'un accès clair, rigoureux et transparent à l'information.

Intérêt en ligne pour le complot vaccinal (2020–2025)

Pour mesurer la vitalité du complot vaccinal, deux expressions clés ont été suivies sur Google Trends : « puce vaccin » (en français) et « vaccine microchip » (en anglais).

Entre mai 2020 et l'hiver 2022, l'activité est intense, avec plusieurs pics marquants : novembre 2020 (annonces de campagnes vaccinales), été 2021 (débats sur les passes sanitaires), et janvier 2022, en lien notamment avec le Convoi de la liberté au Canada. L'intérêt diminue ensuite, mais une activité résiduelle persiste jusqu'en 2025, signe que la croyance continue de circuler.

À noter : le lien entre vaccin ROR et autisme reste très recherché en anglais (« MMR vaccine autism »), alors qu'il demeure marginal en français. Cette dimension est donc fortement ancrée dans l'espace anglophone.

Intérêt pour la théorie du Complot vacinal (2020-2025)
Combinaison des recherches Vaccine microchip et Puce Vaccin

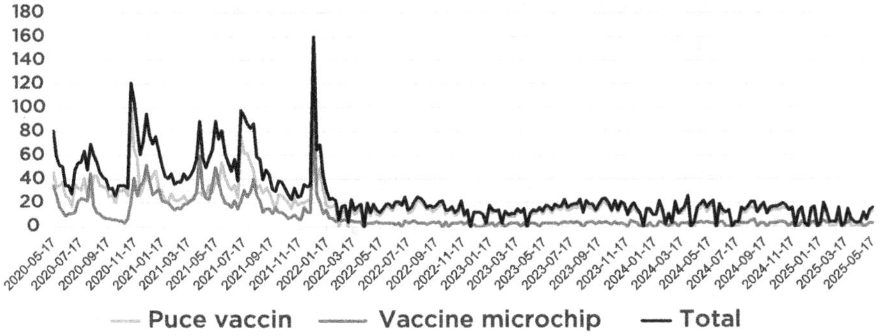

Source : données collectées par l'auteure sur Google Trends

Une diffusion mondiale, mais fragmentée selon les langues et les contextes

Les cartes de Google Trends montrent que les recherches se concentrent dans l'espace anglophone (États-Unis, Canada, Royaume-Uni, Australie) et dans quelques pays francophones comme la France et la Belgique. Le complot vaccinal circule sur tous les continents, avec des foyers bien identifiés.

On retrouve ces croyances :

- en Afrique, où certaines campagnes vaccinales sont perçues comme des formes de néocolonialisme sanitaire ;
- en Inde et en Asie du Sud, où des rumeurs de stérilisation ou de manipulation génétique accompagnent les campagnes de santé ;
- aux États-Unis et au Canada, où la méfiance envers Big Pharma alimente des mouvements organisés ;
- en Europe, où la contestation prend souvent la forme d'une défense des libertés face à un État jugé intrusif.

Ce complot fait partie des plus enracinés dans certains pays du sud, où il s'appuie sur une méfiance historique envers les interventions médicales venues de l'étranger.

Carte mondiale (mot-clé Puce vaccin)

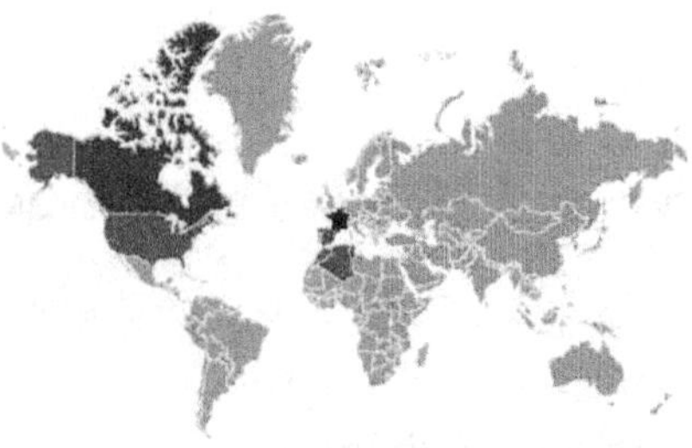

Carte mondiale (mot-clé Vaccine microchip)

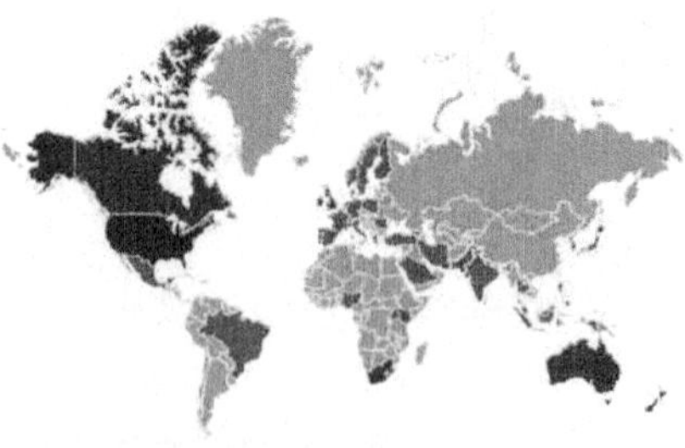

Légende : plus foncé = plus fréquent
Source : données collectées par l'auteure sur Google Trends

4. Les impacts concrets du complot vaccinal

Le complot vaccinal ne fait pas que semer le doute : il laisse des traces bien concrètes. Moins de protection, plus de tensions, et parfois, des conséquences graves sur la santé.

Des vies en jeu

Le rejet de la vaccination, amplifié par les récits complotistes, entraîne des conséquences sanitaires tangibles. En 2019, l'Organisation mondiale de la Santé a classé l'hésitation vaccinale parmi les dix principales menaces pour la santé mondiale. Dans plusieurs pays, la baisse de la couverture vaccinale a favorisé le retour de maladies qu'on croyait maîtrisées : rougeole, coqueluche, diphtérie (OMS, 2025).

Le lien supposé entre le vaccin ROR et l'autisme, bien qu'infondé, a fragilisé la confiance dans la vaccination pédiatrique, notamment dans certains pays où cette défiance a mené à des décès évitables.

Un climat qui divise

Au-delà des effets sanitaires, le complot vaccinal a aussi des impacts sociaux. Il a fracturé des familles, brisé des amitiés et alimenté un climat de tension dans les milieux de travail. Le vaccin est devenu un symbole identitaire, une ligne de fracture entre ceux qui « croient » et ceux qui « doutent ».

Le débat dépasse désormais la médecine : il devient un affrontement moral, politique, existentiel.

Effondrement de la confiance

La perte de confiance touche aussi l'information elle-même. Même les données les plus solides sont contestées. Les experts sont discrédités, les institutions suspectées. Cela complique l'intervention en temps de crise, mais aussi la gestion à long terme de la santé publique.

Un point d'entrée vers la spirale complotiste

Le complot vaccinal ne vit pas en vase clos. Il s'insère dans un écosystème plus large : grande réinitialisation, 5G, surveillance numérique, transhumanisme. Il devient un point d'entrée vers d'autres croyances plus radicales.

Ce glissement vers d'autres croyances invite à envisager trois scénarios d'évolution possibles.

5. Comment la théorie du complot vaccinal pourrait-elle évoluer ?

Même si la pandémie a marqué un moment fort de mobilisation pour les discours complotistes, la théorie antivaccin n'a jamais disparu. Elle continue d'évoluer, de se déplacer d'un vaccin à l'autre, et de s'adapter aux contextes. Voici trois trajectoires possibles.

Scénario 1 : une théorie qui gagne du terrain si la tendance se maintient

Si la tendance se maintient, le complot vaccinal s'amplifie. De nouveaux vaccins ciblent le cancer, l'Alzheimer ou le diabète. Les technologies utilisées (ARN messager, thérapies géniques, nanoparticules) renforcent l'idée d'une médecine qui reprogramme le corps humain. Ces avancées sont dénoncées comme des outils de manipulation biologique.

Une nouvelle pandémie ravive brutalement la théorie. La méfiance née de la COVID-19 ressurgit : effets secondaires, manque de transparence, retour des figures connues. Les réseaux s'emballent, le discours reprend de plus belle.

Partout, la couverture vaccinale s'effrite. Des maladies réapparaissent. Le refus devient massif, revendiqué, structuré.

Scénario 2 : et si c'était vrai ?

Des documents sont rendus publics, révélant que certains vaccins contiennent des substances destinées à provoquer des stérilités temporaires, moduler le comportement ou suivre à distance les personnes vaccinées.

Le choc est mondial. Toutes les campagnes de vaccination sont suspendues. L'industrie pharmaceutique s'effondre, accusée d'avoir participé à un crime de masse. Les dirigeants sont arrêtés, jugés. L'OMS est dissoute dans la controverse.

Les gouvernements tentent de reprendre le contrôle, mais leur autorité est brisée. En l'absence de vaccins, on revient à des méthodes alternatives : tout ce qui semble naturel ou ancestral regagne en popularité.

Des maladies qu'on croyait disparues refont surface. Les hôpitaux débordent. Des systèmes entiers vacillent. L'espérance de vie chute. La peur s'installe durablement.

Scénario 3 : vers une reconquête par la transparence

À force de crises, les institutions changent de cap. La méfiance est enfin prise au sérieux. Les autorités sanitaires, les gouvernements et même les compagnies pharmaceutiques revoient leur manière de fonctionner. Les décisions sont expliquées, les données rendues publiques, les conflits d'intérêts encadrés.

Les erreurs du passé ne sont plus niées, mais reconnues. Les liens entre science, politique et industrie sont débattus ouvertement. La population est davantage impliquée. La confiance ne revient pas d'un coup, mais un nouveau dialogue s'installe, plus lucide, plus exigeant.

Le complot vaccinal perd du terrain. Moins par la répression que par la rigueur. Moins par la censure que par la transparence.

Conclusion : une menace bien réelle

Moins de vaccins, plus de malades. Ce complot tue, divise, isole. Il fait reculer la santé publique, rouvre la porte à des maladies qu'on croyait disparues et fragilise des campagnes de prévention pourtant vitales.

En sapant la confiance collective, il complique la réponse aux crises futures. Il accentue aussi les inégalités : certains refusent les vaccins au nom de la liberté, pendant que d'autres y accèdent trop tard ou pas du tout.

Tant qu'on ne s'attaque pas aux causes profondes comme le manque de transparence, la logique de profit et les silences institutionnels, le complot vaccinal continuera de faire des dégâts.

Sources et références

Études scientifiques et enquêtes

Arnheim-Dahlström, L., Pasternak, B., Svanström, H., Sparén, P., & Hviid, A. (2013). *Autoimmune, neurological, and venous thromboembolic adverse events after immunisation of adolescent girls with quadrivalent human papillomavirus vaccine in Denmark and Sweden: cohort study*. BMJ, 347, f5906. https://doi.org/10.1136/bmj.f5906

Bottemanne, H. (2022). Théories du complot et COVID-19 : Comment naissent les croyances complotistes ? *L'Encéphale*, 48 (5), 571–582. https://doi.org/10.1016/j.encep.2021.12.005

Bresalier, R. S., et al. (2005). Cardiovascular events associated with rofecoxib in a colorectal adenoma chemoprevention trial. *New England Journal of Medicine*, 352 (11), 1092–1102. https://doi.org/10.1056/NEJMoa050493

Hviid A, Hansen JV, Frisch M, Melbye M. (2019). Measles, Mumps, Rubella Vaccination and Autism: A Nationwide Cohort Study. *Ann*

Intern Med. Apr 16;170 (8) : 513-520.

Kolodny, A., et *al.* (2015). The prescription opioid and heroin crisis: a public health approach to an epidemic of addiction. *Annual Review of Public Health*, 36, 559–574.
https://doi.org/10.1146/annurev-publhealth-031914-122957

Jarry, J (2022). *Infertility, "diabolical agenda" and anti vaxx sleight-of-hand propaganda.* McGill University Office for Science and Society. https://www.mcgill.ca/oss/article/covid-19-critical-thinking-pseudoscience/infertility-diabolical-agenda-anti-vaxx-sleight-hand-propaganda

Mullard, A. (2011). Mediator scandal rocks French medical community. *The Lancet*, 377 (9769), 890–892.
https://doi.org/10.1016/S0140-6736(11)60334-6

Partinen, M., et *al.* (2012). *Increased incidence and clinical picture of childhood narcolepsy following the 2009 H1N1 pandemic vaccination campaign in Finland.* PLoS ONE, 7 (3),
https://doi.org/10.1371/journal.pone.0033723

Siegrist, C.-A. (2003). Les adjuvants vaccinaux et la myofasciite à macrophages. *Bulletin de l'Académie Nationale de Médecine*, 187 (8), https://doi.org/10.1016/S0001-4079(19)33887-7

Ward, J. K. (2022). D'une pandémie à l'autre : la France est-elle un pays d'antivaccins ? Dans C. Senik (Éd.), *Pandémies,* Presses Universitaires de France. https://doi.org/10.3917/puf.senik.2022.01

Analyses médiatiques et sociologiques

College of Physicians of Philadelphia (2025). *The History of the Anti Vaccination Movement*. The History of Vaccines.
https://historyofvaccines.org/vaccines-101/misconceptions-about-vaccines/history-anti-vaccination-movements

Institute for Strategic Dialogue (2023). *Anti-Vaccine Conspiracies.* https://www.isdglobal.org/explainers/anti-vaccine-conspiracies/

Wolfshagen, D. (2021). *Big Pharma : les racines de la méfiance.* Agence Science-Presse. https://www.sciencepresse.qc.ca/actualite/2021/04/06/big-pharma-racines-mefiance

Documents officiels et prises de position publiques

Organisation mondiale de la Santé (2021). *Comment le développement des vaccins contre la COVID-19 a-t-il pu aller aussi vite sans brûler d'étapes ?* https://www.who.int/fr/news-room/feature-stories/detail/how-covid-19-vaccine-development-was-sped-up-without-cutting-corners

Organisation mondiale de la Santé (2022). *L'OMS publie les premières données sur le marché mondial des vaccins depuis la COVID-19.* https://www.who.int/fr/news/item/09-11-2022-who-releases-first-data-on-global-vaccine-market-since-covid-19

Organisation mondiale de la Santé (2025). *L'augmentation des flambées de maladies évitables par la vaccination menace des années de progrès, avertissent l'OMS, l'UNICEF et Gavi.* https://www.who.int/fr/news/item/24-04-2025-increases-in-vaccine-preventable-disease-outbreaks-threaten-years-of-progress--warn-who--unicef--gavi

Chapitre V

Extermination des Blancs : sous nos yeux

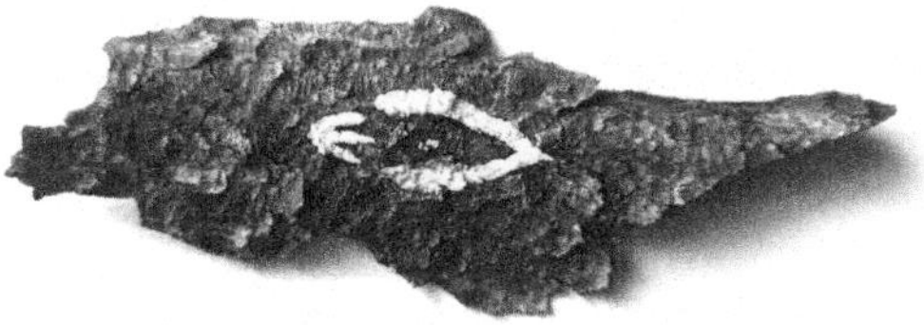

Introduction : comprendre les théories d'extermination des Blancs

Deux théories sont au centre de ce chapitre : le grand remplacement et le génocide blanc. En arrière-plan, une même idée revient : l'extermination planifiée des populations blanches.

Ce chapitre tranche avec les autres. Pas de technologies secrètes ni de révélations spectaculaires. Tout repose sur une peur plus brute, plus intime : celle de perdre sa langue, ses traditions, ses habitudes de vie, ses manières de penser. Une impression de dépossession, comme si quelque chose d'essentiel nous échappait sans qu'on puisse le nommer ni l'arrêter.

C'est donc un chapitre chargé. Il remue des peurs viscérales : ne plus se reconnaître, ne plus transmettre, devenir étranger chez soi. Il active des réflexes identitaires profonds, parfois à peine conscients. Pas besoin de croire au complot pour se sentir visé. En lisant ce chapitre, vous pourriez avoir l'impression que le complot dit vrai. C'est normal. Cette théorie joue sur des émotions fortes.

C'est justement pour cette raison qu'il faut aller au fond des choses. On explore ici les composantes de cette croyance : pourquoi elle existerait, qui en serait à l'origine, et comment le remplacement des Blancs serait mis en œuvre. On revient sur les faits, les chiffres et les tensions réelles, puis on retrace l'historique de ces théories, leur diffusion et leurs impacts.

1. Au cœur de la croyance : les théories d'extermination des Blancs

Dans cette première section, on entre au cœur de la théorie : ses objectifs, ses mécanismes et ceux qu'elle désigne comme responsables. On confronte aussi les chiffres et les réalités démographiques, tout en abordant les tensions bien réelles qui traversent nos sociétés.

1.1 Les bases du complot

Un projet secret viserait à faire disparaître les peuples blancs, leur culture, leur langue et leur mode de vie. Deux théories nourrissent cette croyance. Le grand remplacement, né en France, affirme qu'une immigration massive est encouragée volontairement et que les nouveaux arrivants, plus féconds, finissent par remplacer progressivement les populations blanches. Le génocide blanc, apparu aux États-Unis, décrit une disparition plus brutale, provoquée par la violence, le chaos ou des conditions de vie devenues intenables.

Dans les deux cas, le scénario est le même : un monde s'effondre, un autre prend sa place. Diversité croissante, traditions effacées, recul identitaire, paysages transformés : autant de signes perçus comme les preuves d'un plan en cours.

Les groupes censés remplacer les Blancs varient selon les pays. On accuse les musulmans, les Noirs, les Latino-Américains, les Asiatiques ou les Juifs. On leur reproche d'être trop nombreux, trop différents ou hostiles à l'intégration.

Même sans être toujours nommée, l'idée d'un plan contre les Blancs est évoquée partout : médias alternatifs, réseaux sociaux, certains partis politiques. Elle influence les débats sur l'immigration, la sécurité et l'identité. Son intensité varie : parfois suggérée à demi-mot, parfois assumée ouvertement dans sa version la plus radicale.

1.2 Une société remplacée : pourquoi, comment et par qui ?

1.2.1 Le but du remplacement

Remplacer la population locale servirait plusieurs objectifs. Voici les principaux, selon les variantes du complot.

Diviser pour mieux régner

Le premier objectif attribué au remplacement des Blancs serait d'affaiblir les sociétés occidentales de l'intérieur. En y introduisant des groupes culturellement très différents, les élites chercheraient à briser l'unité linguistique, historique et identitaire des peuples blancs. Une société fragmentée, sans repères communs, devient plus instable, plus vulnérable. Les tensions s'intensifient, les solidarités s'effritent, les valeurs partagées s'effondrent. Une population divisée est plus facile à contrôler.

Ce climat d'instabilité ouvre la voie à un monde uniformisé, modelé par la mondialisation culturelle. Les identités locales s'effacent au profit d'un modèle global présenté comme pacifique, égalitaire et progressiste. Ce nouvel ordre centralise le pouvoir, renforce le contrôle des populations et maintient les élites au sommet.

Assurer une victoire électorale

Un autre objectif prêté au complot consisterait à fausser les règles du jeu démocratique. Les gouvernements feraient entrer des millions de nouveaux arrivants pour consolider leur pouvoir. Ces immigrants, reconnaissants ou proches idéologiquement, votent alors pour ceux qui les ont accueillis. Les dés sont jetés. Ceux qui dirigent s'assurent ainsi de rester au pouvoir.

Créer une main-d'œuvre idéale

Le remplacement des Blancs viserait aussi à transformer le marché du travail au profit des élites économiques. L'arrivée constante de travailleurs vulnérables garantie ainsi un bassin de main-d'œuvre bon marché, peu syndiquée, docile, facilement remplaçable. Ces conditions permettent à certains acteurs économiques de maximiser leurs profits en exploitant une population déracinée et précaire.

Faire payer les fautes du passé

Le génocide blanc est parfois présenté comme une vengeance. On invoque l'esclavage, la colonisation ou le racisme pour justifier l'idée que les Blancs doivent disparaître, comme s'il s'agissait d'un juste retour des choses. Il faudrait expier les fautes du passé. Et surtout, se taire.

Mais si l'on veut vraiment remplacer un peuple, il faut des stratégies. Dans cette théorie, elles sont nombreuses.

1.2.2 Les stratégies utilisées pour faire disparaître un peuple

Selon cette théorie, deux approches permettraient de remplacer le peuple blanc : l'une lente et silencieuse, décrite par le grand remplacement, l'autre brutale et immédiate, associée au génocide blanc.

1. Par remplacement graduel

Ouvrir les frontières

Le processus commencerait par l'ouverture des frontières. Des millions d'immigrants sont accueillis sous prétexte de crise humanitaire, de pénurie de main-d'œuvre ou de vieillissement démographique. Les lois sont assouplies pour faciliter leur arrivée. Les quotas augmentent, les délais raccourcissent, les arrivées se multiplient.

On présente cela comme un besoin urgent, une solution logique, une fatalité. Mais selon cette théorie, ce discours n'est qu'un mensonge. Il masque un projet plus vaste, dont l'ouverture des frontières n'est que la première étape.

Utiliser la natalité

Le phénomène ne passerait pas seulement par les frontières, mais aussi par la fécondité. Les immigrés auraient un taux de natalité beaucoup plus élevé que les Blancs.

À terme, le rapport de force s'inverse : les Blancs passent d'un statut dominant à celui de minorité chez eux. Faire des enfants devient un acte politique.

Certains partisans parlent de colonisation par le berceau : une conquête silencieuse, sans guerre, juste par le nombre.

Effacer l'identité blanche

Le remplacement passerait aussi, pour les complotistes, par un déclin culturel. Partout, la diversité est mise en avant, tandis que l'identité blanche s'efface peu à peu.

À l'école, dans les manuels, les séries, les publicités, les visages changent. Les couples mixtes deviennent la norme, les visages blancs se raréfient. Le métissage est présenté comme l'avenir.

Briser les fondements identitaires

Derrière l'immigration, ce serait aussi tout un système que les complotistes décrivent comme un déracinement des Blancs qui se met en place. La langue évolue. L'école valorise l'ouverture, mais transmet de moins en moins les fondements culturels.

Les figures du passé disparaissent. Les statues tombent. Les anciens héros sont critiqués, parfois effacés. Même les symboles collectifs seraient visés : drapeaux, fêtes, rituels. On les jugerait dépassés ou offensants. Certains signes seraient interdits. Des cours d'histoire nationale disparaîtraient.

À cela s'ajouterait un mode de vie qui éloignerait les individus de leurs origines. Mondialisation, confort, mobilité constante : tout accélérerait la déculturation. L'ancrage national, culturel ou spirituel, disparaîtrait. Les sociétés deviendraient plus passives, moins capables de réagir.

2. Par attaque directe

Laisser la violence s'installer

Dans cette version plus radicale, le remplacement ne se fait pas en douceur. Il passerait par l'insécurité, la peur, la pression directe. Dans les quartiers multiethniques, les agressions, les vols et les harcèlements viseraient les Blancs. Les médias se taisent. Les autorités détournent le regard. Les quartiers se dégradent. Les Blancs fuient ou se soumettent.

Pénaliser les Blancs par la loi

L'effacement passerait aussi par les lois et les programmes qui favorisent les immigrants. Au nom de l'équité, des mesures avantagent systématiquement les minorités. On parle de discrimination positive, de quotas d'embauche, de subventions ciblées. Les Blancs sont ignorés, exclus et pénalisés dans leur propre pays.

Réduire la natalité blanche

L'attaque viserait aussi la famille, le corps et la sexualité, dans cette lecture complotiste. Le féminisme inciterait les femmes blanches à retarder la maternité, à éviter les familles nombreuses, à rejeter le modèle traditionnel. L'avortement et la contraception seraient encouragés, en particulier chez les femmes blanches.

Les vaccins affaibliraient le corps. Les transitions médicales (blocage de la puberté, traitements hormonaux, chirurgies), promues dès l'enfance, sont perçues comme une attaque contre la masculinité blanche. Elles poussent les jeunes à renier leur sexe, à rejeter la reproduction, à briser toute continuité.

Dans les cercles les plus radicaux, on parle d'empoisonnement et de stérilisation déguisée. Les identités LGBT seraient mises de l'avant dans les sociétés blanches, beaucoup moins ailleurs. Résultat : la natalité baisse chez les uns, pas chez les autres.

Exproprier les Blancs

Le génocide passerait aussi par la dépossession territoriale. L'État s'attaquerait à la propriété. Il reprend des terres appartenant à des Blancs ou prépare le terrain pour le faire. Il ne les paie pas ou impose des conditions intenables. Il les punit pour le passé, les dépossède et les pousse à partir.

Utiliser le viol comme arme

Enfin, dans la version la plus extrême du complot, des viols en série seraient commis par des immigrés dans les quartiers blancs. Ce serait une tactique pour briser les femmes, humilier le groupe et éradiquer toute résistance. Certains parlent de « viols génocidaires ».

Le plan est en marche. Mais qui l'a conçu ? Qui le pilote ?

1.2.3 Qui organise le remplacement des Blancs ?

Pour les tenants du complot, cette transformation ne se fait pas seule. Certains planifient le processus, d'autres le soutiennent ou le laissent faire.

Les gouvernements

Les États seraient en première ligne. Ils ouvrent les frontières, signent des ententes, modifient les lois. Tout est fait pour accélérer les arrivées : quotas en hausse, délais raccourcis, statuts accordés plus rapidement.

Ces gouvernements, souvent progressistes, affaiblissent délibérément leurs propres populations pour les rendre plus passives, incapables de résister ou de se mobiliser. Ils facilitent ainsi l'installation de groupes jugés plus malléables, mieux adaptés à leurs intérêts économiques ou idéologiques.

Les institutions internationales

Des organisations comme l'Union européenne, l'Organisation des Nations unies (ONU), l'Organisation internationale pour les migrations (OIM) ou l'Organisation mondiale de la santé (OMS) piloteraient le mouvement.

Elles imposent une vision unique à l'échelle mondiale : mêmes règles, mêmes discours, mêmes objectifs. Déconnectées des réalités locales, elles prônent l'ouverture des frontières, défendent le multiculturalisme et financent des programmes d'accueil.

Une élite européenne s'appuierait sur le plan Kalergi, un projet ancien qui viserait à favoriser le métissage des peuples pour créer une population uniforme, docile et sans racines.

Les organisations non gouvernementales (ONG)

Sur le terrain, les ONG agiraient comme les bras actifs du complot. Elles transportent les migrants, les défendent, les logent. Elles facilitent leur arrivée, s'assurent qu'ils puissent rester.

Certaines recevraient des fonds de fondations influentes ou de personnalités proches des élites. D'autres créeraient elles-mêmes les conditions de l'exil, en déstabilisant des régions entières ou en incitant les départs vers l'Occident.

Elles participent aussi à une guerre psychologique, en diffusant un discours selon lequel les Blancs devraient avoir honte de leur histoire, se taire et céder leur place.

Les médias, les milieux universitaires et l'élite culturelle

Toujours selon le complot, les grands médias joueraient également un rôle central. Ils recadrent les débats, imposent un vocabulaire aseptisé et ridiculisent toute critique. Dans les universités, les intellectuels défendraient l'ouverture, le multiculturalisme et l'idée qu'on doit tous finir par se ressembler. Ils bannissent des mots, réécrivent les programmes et forment les futurs décideurs.

Dans les milieux culturels, le message est clair : on présente l'homme blanc comme un problème. Cinéma, séries, romans, publicités... les visages changent, les références aussi. L'Ancien Monde s'efface. On célèbre la fin de l'Occident, comme s'il s'agissait d'un progrès.

Les immigrants et les élites juives

Les immigrés ne seraient pas que des instruments. Ils participeraient eux aussi au complot. Ils s'installent, imposent leurs codes, dominent certains quartiers et contribuent à l'effacement des Blancs.

Parmi eux, les élites juives seraient souvent pointées du doigt. Banquiers, philanthropes, intellectuels : ils financent l'immigration, influencent les institutions et agissent en coulisses. Certains parlent d'une vengeance historique, d'un plan de domination mondiale.

Les groupes antiracistes

Les militants antiracistes prétendraient combattre la haine, mais nourriraient en réalité une autre forme de haine : celle dirigée contre les Blancs.

En dénonçant le privilège blanc, en effaçant les symboles du passé et en redéfinissant l'histoire, ils imposent une idéologie où être blanc devient une faute à expier, une honte à porter.

Les multinationales et les fondations

Enfin, d'après le complot, le monde économique profiterait pleinement du remplacement et y participerait activement. Une main-d'œuvre mobile, remplaçable et peu revendicatrice, c'est bon pour les affaires.

Les multinationales militent pour l'ouverture et la libre circulation. Certaines fondations injectent des millions pour soutenir les ONG, financer des campagnes et influencer les gouvernements.

1.2.4 Une théorie qui change de visage selon les pays

Le complot prend des formes différentes selon les pays, les mémoires collectives et les peurs dominantes. Mais partout, il repose sur la même idée : une population blanche majoritaire est peu à peu marginalisée, remplacée ou anéantie.

En Europe : peur de l'islam et retour du passé colonial

En Europe, le complot s'appuie sur l'histoire coloniale. Les élites font venir les anciens colonisés, imposent la diversité comme norme et culpabilisent les peuples d'origine.

L'immigration africaine et musulmane devient alors le signe d'un renversement : ceux qui dominaient sont en train d'être dominés.

Les flux viennent surtout d'Afrique du Nord, du Sahel et du Moyen-Orient. L'islam est souvent ciblé, présenté comme incompatible avec la culture européenne, impossible à intégrer, porteur de menaces pour la sécurité, les mœurs et les lois.

En France, au Royaume-Uni, en Allemagne ou en Belgique, les tensions sont plus vives dans les quartiers populaires. L'Espagne, l'Italie et la Grèce, plus proches de l'Afrique, sont vues comme des portes d'entrée.

C'est dans ce contexte qu'apparaît la théorie d'Eurabia. Elle place l'islam au cœur du complot. L'immigration musulmane est encouragée pour islamiser l'Europe, avec l'appui d'élites occidentales liées à des puissances arabes. L'objectif est de transformer l'Europe chrétienne en un territoire arabo-musulman, en effaçant son héritage culturel et religieux.

Aux États-Unis : division raciale, immigration illégale et peur du déclin

Aux États-Unis, la théorie prend une tournure raciale plus marquée. La peur que les Blancs deviennent minoritaires s'ancre dans l'histoire de l'esclavage, de la ségrégation et des politiques de discrimination positive. On craint un renversement : les Blancs perdraient peu à peu leur place au profit des groupes autrefois marginalisés.

Trois groupes sont particulièrement visés. Les Noirs seraient favorisés par le système. Les Hispaniques, perçus comme envahissants, arriveraient illégalement par millions. Quant aux musulmans, leur culture est jugée incompatible. Depuis les attentats du 11 septembre, l'islam est perçu comme une menace intérieure. Le terme « génocide blanc » circule plus librement.

La reconquista est une théorie selon laquelle les Mexicains chercheraient à reprendre les territoires cédés aux États-Unis en 1848, non par la guerre, mais en s'y installant massivement. Californie, Texas, Arizona : l'augmentation de la population hispanophone, le basculement électoral de certains États et la généralisation des écoles bilingues sont interprétés comme les signes d'une reconquête silencieuse.

Au Canada : multiculturalisme, trahison des élites et peur d'effacement

Au Canada, le discours circule de façon plus diffuse. Il se glisse dans les critiques du multiculturalisme, de l'immigration et de la laïcité. L'idée d'un pays livré à des intérêts étrangers fait son chemin.

L'islam, les politiques d'ouverture ou encore l'influence chinoise deviennent des cibles symboliques. Le mot « Chinada » cristallise ce sentiment de trahison. Dans les faits, les critiques visent surtout les musulmans et les immigrants racisés, accusés de refuser l'intégration et de transformer silencieusement le pays.

En Océanie : crainte d'une submersion culturelle sur fond d'isolement géographique

En Australie et en Nouvelle-Zélande, le discours dominant s'articule autour de deux peurs : l'isolement au sud d'un monde en pleine mutation et la crainte d'une immigration incontrôlée.

L'Asie est perçue comme une force démographique et culturelle envahissante, avec la Chine et l'Indonésie en toile de fond. L'islam suscite aussi des craintes.

On parle d'une culture blanche sans enracinement profond, donc facile à effacer. Les gouvernements sont accusés de sacrifier l'identité nationale au nom du multiculturalisme, au détriment des peuples dits fondateurs.

En Afrique du Sud : vengeance historique et terreur dans les campagnes

En Afrique du Sud, la représentation du génocide blanc cible les fermiers boers. Selon la théorie, ils seraient attaqués, tués et dépouillés de leurs terres dans l'indifférence générale, voire avec la complicité de l'État.

Cette violence est présentée comme une vengeance historique, un retournement de domination. Le sentiment de persécution y reste vif, nourri par l'idée que les Blancs n'ont plus leur place, même s'ils vivent là depuis des générations.

Une peur récupérée à des fins politiques

Dans plusieurs pays, notamment en Europe, en Amérique du Nord et en Océanie, des partis politiques intègrent l'idée du grand remplacement à leur discours. Sans nommer le complot, ils en reprennent les codes à travers des formules plus acceptables comme « trop d'immigration », « perte de notre identité » ou « menace pour nos valeurs ». Ce langage alimente un climat de peur, suggère un danger ou une infiltration, et fait de l'immigration le bouc émissaire de problèmes complexes comme la crise du logement, la pression sur les services publics ou la montée des tensions sociales.

Depuis peu, la théorie du génocide blanc gagne du terrain. D'abord marginale, elle s'infiltre dans certains discours politiques, parfois même à l'échelle internationale. Des termes longtemps réservés à l'extrême droite refont surface, utilisés pour frapper les esprits, creuser les clivages et rallier les mécontents.

Ces récits ne faiblissent pas. Ils changent de forme, mais continuent d'être récupérés, recyclés et amplifiés à des fins politiques.

1.2.5 La remigration : une solution finale par l'expulsion de masse

Pour certains, stopper le remplacement ne suffit pas. Il faut inverser la tendance. Leur solution : la remigration. Elle consiste à renvoyer les personnes d'origine étrangère vers leur pays d'origine, réel ou supposé, même si elles sont nées ici ou citoyennes depuis longtemps. Le territoire est perçu comme un bien à récupérer, et la citoyenneté comme un statut révocable pour ceux qui n'auraient pas leur place.

Cette idée fait désormais l'objet de sommets internationaux, de manifestes et d'interventions publiques de figures influentes de l'extrême droite.

Dans ce complot, les chiffres sont souvent brandis comme des preuves. Il est temps de les regarder en face.

1.3 Immigration : ce que disent vraiment les chiffres

Les théories du remplacement et du génocide blanc prétendent s'appuyer sur des faits, des chiffres, des tendances irréfutables. Mais que révèlent réellement ces données ? Quelles tensions bien réelles traversent les sociétés d'accueil, au-delà des idées reçues ?

1.3.1 Une croissance exagérée ?

Une humanité en mouvement

Depuis toujours, les humains migrent. Ils bougent, se rencontrent, se mêlent, créent du nouveau. Le fantasme d'un peuple figé, pur et stable à travers les siècles est une invention récente. Comme le rappelle l'archéologue Jean-Paul Demoule dans *Homo migrans* (2022), les identités nationales sont le produit de déplacements, de métissages et de recompositions constantes. L'histoire humaine est une histoire de migrations. Vos ancêtres aussi ont migré. Parfois d'un pays, parfois d'un continent.

L'Occident dans le paysage migratoire mondial

On entend souvent que l'Occident serait « submergé » par une immigration massive. Mais dans les faits, l'immigration est un phénomène mondial, souvent plus marqué ailleurs. En 2020, les Émirats arabes unis comptaient plus de 88 % d'immigrés, le Koweït 77,3 %, le Qatar 72,8 % et l'Arabie saoudite 38,6 %. Ces pays offrent cependant peu de droits, une citoyenneté presque inaccessible et des conditions d'accueil précaires. À titre comparatif, l'Australie affiche 30,1 % d'immigrés, 21 % au Canada, 15 % aux États-Unis, 13,8 % au Royaume-Uni et 13 % en France. Un tableau en annexe présente les données de près de 200 pays, permettant de replacer l'Occident dans une perspective plus large.

Une hausse récente, mais après une chute historique

Les chiffres sur l'immigration sont en hausse, mais ce rebond survient après une baisse sans précédent. En 2020, au plus fort de la pandémie, l'immigration permanente dans les pays de l'OCDE a chuté de plus de 30 %, atteignant son plus bas niveau depuis 2003. Elle a repris en 2021 avec une hausse de 22 %, puis a continué de croître.

En 2023, les pays de l'OCDE accueillent un nombre record de 6,5 millions de nouveaux résidents permanents. Ce niveau record s'explique par un effet de rattrapage post-pandémie, mais aussi par des pénuries de main-d'œuvre, le regroupement familial et la hausse des flux humanitaires. Les demandes d'asile, elles aussi, ont bondi, surtout aux États-Unis. Des pays comme le Royaume-Uni, le Canada, la France, le Japon et la Suisse affichent désormais des niveaux d'immigration inédits (OCDE, 2024).

Une concentration qui fausse les perceptions

Les immigrants ne se répartissent pas également. Au Canada, plus de 70 % d'entre eux vivent dans trois grandes régions : Toronto, Montréal, Vancouver. Dans certains quartiers, ils deviennent majoritaires, ce qui peut alimenter une impression de submersion. Mais ce n'est pas représentatif à l'échelle nationale (Sedgwick, 2024).

L'Occident minoritaire dans un monde en croissance

À l'échelle mondiale, les pays occidentaux représentent une part décroissante de la population. En 1950, l'Europe comptait pour 22 % de l'humanité. Aujourd'hui, elle n'en représente plus que 8,9 %. Ensemble, l'Asie et l'Afrique regroupent désormais près de 78 % de la population mondiale. Plus précisément : l'Asie en concentre 59,4 %, l'Afrique 18,5 %, l'Amérique du Nord 7,4 %, l'Amérique du Sud 5,2 %, et l'Océanie 0,6 % (World Population Review, 2025).

L'immigration n'est pas une obligation

Contrairement à ce qu'on entend, aucun pays n'est contraint d'ouvrir ses frontières à l'immigration. Certains, comme le Japon (2,2 %) ou la Corée du Sud (3,4 %), maintiennent des politiques très restrictives, malgré des défis démographiques comparables à ceux de l'Occident. L'ouverture à l'immigration reste un choix politique.

Un changement démographique par la mixité

Aux États-Unis, les Blancs non hispaniques devraient devenir minoritaires autour de 2045. Ce chiffre peut surprendre, mais il reflète surtout une transformation interne. Une grande part des populations afro-américaine et hispanique vit aux États-Unis depuis plusieurs générations. Le basculement démographique vient de la mixité. De plus en plus d'enfants naissent de parents issus de groupes différents et s'identifient comme ayant plusieurs origines (U.S. Census Bureau, 2020).

Une fécondité plus basse que ce qu'on croit

Autre idée reçue : les femmes immigrées auraient beaucoup plus d'enfants. En réalité, leur taux de fécondité est légèrement plus élevé à leur arrivée, car elles fondent alors une famille. Mais dans la plupart des pays de l'OCDE, ce taux demeure sous le seuil de renouvellement (2,1 enfants) (OCDE, 2023).

Rien ne confirme un plan secret

Ces données révèlent des dynamiques démographiques normales, des politiques diverses, des choix assumés. Rien ne soutient l'existence d'un plan secret ou d'une stratégie organisée de remplacement.

1.3.2 L'apport réel de l'immigration

L'immigration est un levier activement utilisé par plusieurs pays. Mais que produit-elle concrètement ? Quels sont ses effets réels sur l'emploi, l'économie et la vie collective ? Et que se passe-t-il dans les pays où l'immigration est presque inexistante ?

Ils ne volent pas les emplois, ils soutiennent l'économie

Dans de nombreux pays, le vieillissement démographique et la pénurie de main-d'œuvre exercent une pression croissante sur le marché du travail. Des secteurs clés comme les soins, les services, le transport ou la construction peinent à recruter. L'immigration devient alors un levier pour maintenir l'activité.

Les immigrants viennent aussi combler les postes que les travailleurs locaux délaissent, par désintérêt ou parce que les conditions sont trop dures. Contrairement à une idée reçue, ils ne volent pas les emplois : leur présence évite des fermetures, soutient la production et peut même relancer l'économie. Selon l'OCDE (2024), chaque travailleur immigré en âge de travailler génère en moyenne 0,2 emploi supplémentaire.

Les tensions actuelles sur le marché du travail révèlent surtout un système fragilisé : salaires peu attractifs, manque de relève, inadéquation entre l'offre et la demande. Dans ce contexte, l'immigration agit comme un amortisseur.

Des contributeurs nets aux finances publiques

Les immigrants participent pleinement à l'économie. Ils paient des impôts, consomment, habitent, scolarisent leurs enfants, investissent. Leur impact fiscal dépend du profil et du contexte, mais dans la majorité des cas, il est neutre ou positif à long terme.

Et leur rôle ne se limite pas au salariat. En 2022, 17 % des entrepreneurs dans les pays de l'OCDE étaient des immigrants. Leur dynamisme a permis de créer environ 4 millions d'emplois entre 2011 et 2021 (OCDE, 2024).

Une société plus riche, au-delà de l'économie

L'immigration ne se résume pas à des chiffres. Elle apporte des idées, des cultures, des récits de vie. Elle élargit les horizons, bouscule les évidences et oblige les sociétés à se réinventer. Ce brassage n'est pas toujours facile, mais il est souvent fécond.

Il ne s'agit pas seulement de croissance ou de productivité, il s'agit aussi de vivre ensemble autrement. Elle renforce aussi les liens entre les sociétés, en tissant des ponts durables entre les pays.

Les conséquences du refus de l'immigration : le cas japonais

Mais que se passe-t-il quand un pays ferme la porte à l'immigration ? Le Japon, pays industrialisé farouchement fermé aux migrants, offre un exemple parlant.

Il fait face à un vieillissement massif : près de 30 % de la population a plus de 65 ans, un record mondial parmi les pays développés. En comparaison, ce taux est d'environ 20 % au Canada, de 20 % en France, 19 % au Royaume-Uni et 17 % aux États-Unis. La natalité, elle, stagne autour de 1,3 enfant par femme, l'un des taux les plus bas de l'OCDE. La population active diminue à grande vitesse : le pays pourrait perdre 15 millions de travailleurs d'ici 2040, soit l'équivalent de toute la population active du Canada (Rousseau, 2018). Ce recul démographique fragilise l'économie, met sous pression les secteurs clés (santé, agriculture, construction), et pousse l'État à improviser des mesures d'urgence.

Pour compenser, le Japon mise sur l'automatisation, le prolongement de la vie active (au-delà de 70 ans), ainsi que sur le retour à l'emploi de personnes inactives, comme les femmes au foyer ou certains retraités. Mais ces efforts ne suffisent pas.

L'économie stagne, les liens sociaux s'effritent. Le Japon connaît une désertification rurale massive : des dizaines de milliers de villages sont déjà abandonnés ou en voie de l'être. On parle de *genkai shūraku*, ces villages « au seuil de l'extinction » où la majorité des habitants ont plus de 65 ans. En 2024, 744 sur les 1729 municipalités locales (soit 43 %) étaient menacées de disparition faute de relève (Tang, 2024).

Sous la pression du monde économique, le Japon a entrouvert ses frontières et adopté quelques réformes. Mais ces mesures restent limitées, temporaires et très encadrées. Ce cas met en lumière un fait souvent oublié : refuser l'immigration n'empêche pas les défis démographiques. Cela en crée d'autres.

Ce que disent les partisans des théories des exterminations des Blancs… et ce que révèlent les faits

- **L'Occident serait submergé par une immigration massive.**
  → L'immigration est un phénomène mondial, souvent plus élevé ailleurs. Dans de nombreux pays occidentaux, les proportions restent stables ou modérées.

- **Les femmes immigrées auraient beaucoup plus d'enfants.**
  → Leur taux de fécondité baisse rapidement après l'arrivée et reste généralement sous le seuil de renouvellement naturel.

- **Les immigrés voleraient les emplois des locaux.**
  → Ils occupent surtout des postes délaissés, soutiennent des secteurs en pénurie et créent de l'emploi direct et indirect.

- **Ils coûteraient cher à l'État.**

→ Ils paient des impôts, consomment, investissent. Leur impact fiscal est souvent neutre ou positif à long terme.

- **Les immigrés seraient reçus comme des privilégiés.**

→ Ils doivent souvent franchir des démarches longues, vivre dans la précarité et subir la discrimination. Les programmes sont limités, surtout pour les nouveaux arrivants.

- **En Afrique du Sud, des fermiers blancs seraient assassinés en raison de leur origine ethnique.**

→ Les violences rurales touchent surtout les populations noires, bien plus nombreuses et marginalisées. Aucune preuve ne permet de parler d'un génocide blanc.

- **Tous les pays seraient contraints d'accepter l'immigration.**

→ Faux. L'immigration est un choix politique. Des pays comme le Japon ou la Corée du Sud ont des politiques très restrictives malgré les mêmes défis démographiques.

1.4 D'où vient la peur de l'immigration ?

Pourquoi tant de méfiance envers l'immigration, même quand les données rassurent ? Elle ne repose pas sur une analyse froide. Elle puise ailleurs, plus profondément.

Un enjeu identitaire viscéral

Chez les animaux, la survie passe par la reproduction et la défense du territoire. Chez l'humain, cela s'est complexifié : il ne s'agit plus seulement de survivre biologiquement, mais de continuer à exister comme culture, comme peuple, comme identité. D'où cette obsession de la transmission : langue, religion, valeurs, nom de famille, patrimoine (Taguieff, 2022).

Dans cette logique, l'immigration est perçue comme une intrusion. Elle ravive un sentiment de dépossession, une peur tenace. Chez certains, cette crainte devient obsessionnelle, voire violente. Ce n'est pas tant le fait que des personnes viennent d'ailleurs qui dérange, mais les signes visibles de leur culture dans l'espace public. Vêtements, rituels, alimentation : ces marqueurs déstabilisent, car ils modifient ce qu'on voit, ce qu'on entend, ce qu'on partage au quotidien. Certains ont alors l'impression de ne plus être chez eux, comme si le pays leur échappait. L'islam, plus que d'autres religions, cristallise ces tensions.

Quand on se sent oublié, on cherche un coupable

Inflation, pénurie de logements, difficulté de trouver un emploi, accès difficile aux soins ou à l'éducation : quand le quotidien se complique, la frustration monte. Et il faut un coupable. Peu importe ce que disent les données, c'est souvent l'immigration qui encaisse.

Quand on peine à joindre les deux bouts, on peut avoir l'impression que d'autres sont mieux logés, mieux aidés, mieux servis. Le sentiment d'injustice s'installe. Ce n'est pas toujours la haine qui parle, mais la fatigue, l'amertume, l'impression d'être laissé pour compte. Ce climat devient un terreau fertile pour les idées les plus radicales (Kudrnáč et *al.*, 2023; Laaker, 2024).

Une peur de disparaître

Au fond, ce n'est pas l'autre qui fait peur, c'est ce qu'on croit perdre. Ne plus reconnaître son quartier, sa langue, ses traditions. Craindre que ses enfants vivent dans un monde trop différent. Peur d'être effacé.

1.5 L'immigration : des tensions bien réelles

Toutes les critiques sur l'immigration ne relèvent pas du complot. Certaines mettent en lumière des problèmes bien concrets.

Quand l'intégration échoue

Il arrive que l'intégration déraille. Certaines communautés restent en vase clos : elles parlent leur langue, fréquentent leurs propres écoles, achètent dans leurs propres commerces, bâtissent leurs lieux de culte. Le quartier se transforme et les habitants de longue date disent ne plus se sentir chez eux. Le sentiment d'insécurité grimpe. Pas tant à cause de la violence, mais parce que tout change trop vite. On ne se parle plus. On ne se comprend plus.

Pour les uns, c'est la perte de leur milieu de vie. Pour les autres, c'est l'exclusion, l'isolement, le rejet. Et au final, tout le monde y perd.

Accueillir, ça se planifie

Quand l'immigration augmente, il faut des écoles, des logements, des services, des programmes d'intégration. Sans planification, la pression monte. Ce n'est pas l'arrivée des gens qui pose problème, c'est l'improvisation.

L'OCDE (2024) montre que les niveaux d'immigration record ont mis à mal les services publics et le logement. Certains pays ont même resserré leurs politiques. Intégrer demande une vision, des moyens et des choix assumés. Sinon, ça casse.

Concessions et malaise

Ce n'est pas seulement la présence de l'autre qui dérange, mais les ajustements qu'on fait pour lui. Modifier un règlement, adapter un service, changer une affiche : à force de vouloir tout accommoder, certains ont l'impression qu'on recule.

Des écoles demandent de couvrir les épaules, des bibliothèques affichent des fillettes voilées, des quartiers ajustent horaires et menus. Pris séparément, ces gestes paraissent anodins. Ensemble, ils nourrissent un malaise. On ne sait plus où tracer la ligne entre ouverture et renoncements.

Une partie de la population se demande si les valeurs communes ne sont pas peu à peu remplacées, au nom de la tolérance. L'ouverture est nécessaire, mais l'adaptation devrait d'abord venir de celui qui arrive.

Gouverner sans écouter

Une autre critique revient souvent : le décalage entre la volonté populaire et les décisions politiques. Dans plusieurs pays, les gouvernements maintiennent ou rehaussent leurs cibles d'immigration, souvent sans véritable consultation. Ce fossé alimente le sentiment d'être ignoré, voire méprisé. Quand la démocratie semble ne plus écouter, la colère trouve d'autres canaux.

Ces théories prospèrent sur des peurs bien réelles. Reste à voir d'où elles viennent, comment elles se sont imposées et ce qu'elles déclenchent une fois enracinées.

2. Histoire et origine du complot d'extermination des Blancs

Ce complot ne surgit pas de nulle part. Depuis plus d'un siècle, certains milieux entretiennent l'idée que les Blancs seraient menacés de disparition. Peur du déclin, fantasmes raciaux, obsession de la pureté : ces idées se sont organisées, amplifiées, puis radicalisées.

Fin XIXe aux années 1930 : peur du déclin et obsession raciale

À la fin du XIXe siècle, l'Occident s'inquiète de son avenir. En France, la natalité diminue. Des figures comme Barrès ou Drumont, écrivains et polémistes influents, dénoncent le métissage et accusent les Juifs et les étrangers de miner la nation (Taguieff, 2002).

Aux États-Unis, l'arrivée massive d'immigrants du Sud et de l'Est de l'Europe alimente des théories raciales hiérarchisant les peuples.

En 1894, le roman *L'Invasion noire* imagine une armée africaine menée par l'islam, envahissant l'Europe. Peu après, Madison Grant, proche des élites conservatrices, défend la supériorité des Blancs nordiques. Son livre influence directement la loi américaine de 1924 qui restreint l'immigration (Whitman, 2017).

Années 1930 à 1970 : néonazi et peur du métissage

Avant même que le terme « génocide blanc » n'apparaisse, le régime nazi en portait déjà les traits : obsession de la pureté raciale, peur de la disparition des peuples blancs, croyance en un complot juif mondial (Taguieff, 2008).

Après la guerre, des cercles d'extrême droite reprennent ces idées et les adaptent. Ils accusent les élites de favoriser un métissage. Le récit d'un génocide lent prend forme. Marginal à l'époque, ce discours prépare le terrain aux grandes théories d'extermination des Blancs qui émergeront plus tard (Camus et Lebourg, 2015).

Années 1970 à 1980 : peur du déclin, récits apocalyptiques

Aux États-Unis, le mouvement des droits civiques nourrit un sentiment de perte identitaire. L'expression « génocide blanc » commence à circuler. Mariages mixtes, avortement, contraception sont vus comme des armes silencieuses. *The Turner Diaries*, roman culte chez les suprémacistes, diffuse ces idées dans les années 1970 (Barkun, 2013).

En France, *Le Camp des Saints* de Jean Raspail (1973) imagine une vague migratoire balayant l'Europe. Le livre choque, mais devient une référence. Il marque l'entrée du discours dans le débat politique.

Années 1990 : naissance du terme « génocide blanc »

L'expression prend forme aux États-Unis, où elle est popularisée par David Lane, militant néonazi (Daniels, 2009). Bien qu'il ait été condamné pour meurtre, ses écrits continuent de circuler.

Années 2000 : l'ennemi devient musulman

Dans les années 2000, l'islam devient la cible principale. L'essayiste Bat Ye'or popularise la théorie d'Eurabia : les élites auraient sciemment pactisé avec le monde arabe pour affaiblir l'Occident. Le récit gagne du terrain dans des sphères politiques hostiles à l'immigration (Scott, 2018).

Années 2011 : Camus formalise le mythe du remplacement

En 2011, Renaud Camus forge l'expression « grand remplacement ». Il ne crée rien de neuf, mais donne un nom et un style à une vieille peur (Taguieff, 2022). Son ton posé et cultivé rend la théorie plus acceptable. Le mythe sort des marges, entre dans les médias, les discours politiques et les réseaux sociaux. Il prend une allure sérieuse, presque rationnelle.

Depuis 2010 : banalisation et contamination

Le complot se diffuse à grande échelle. Il imprègne les discours publics sans toujours être nommé. Les réseaux sociaux amplifient sa portée. Des attentats sont commis en son nom. Des figures politiques reprennent ses codes. Le mythe devient un prisme unique pour expliquer tous les maux.

Ligne du temps condensée : du déclin démographique au complot

Cette ligne du temps retrace les principales étapes qui ont mené des premières inquiétudes identitaires à la diffusion des théories du génocide blanc et du grand remplacement.

- **1890 à 1930**
  Des penseurs nationalistes dénoncent le métissage et s'inquiètent d'un déclin des Blancs.
- **1930 à 1970**
  Le nazisme pousse ces idées à l'extrême. Après la guerre, l'extrême droite recycle ces peurs sous une nouvelle forme.
- **1970 à 1980**
  Aux États-Unis, les droits civiques provoquent un sentiment de perte identitaire. L'idée de « génocide blanc » circule déjà. En France, *Le Camp des Saints* (1973) met en scène une invasion migratoire.
- **1995 ⦿ Début du complot du génocide blanc**
  L'expression « génocide blanc » apparaît dans les milieux d'extrême droite.
- **2005**
  La théorie d'Eurabia accuse les élites d'avoir pactisé avec le monde arabe.
- **2011 ⦿ Début du complot du grand remplacement**
  Renaud Camus publie *Le Grand Remplacement*. Le concept entre dans le débat public.
- **Depuis 2010**
  Le mythe explose sur les réseaux sociaux et alimente un climat de peur et de haine.

3. Repères statistiques : une croyance plus répandue qu'on le pense

Contrairement à ce qu'on pourrait croire, la théorie du grand remplacement et sa version radicale du génocide blanc n'est pas marginale. Elle circule dans des réseaux bien organisés et s'infiltre dans les discours politiques et médiatiques (Moses, 2019). Même sans être nommée, l'idée d'un remplacement démographique planifié s'est installée dans l'espace public. Des sondages menés au Canada, en France et aux États-Unis révèlent qu'une part importante de la population adhère à cette idée, parfois sans connaître son origine ou son caractère complotiste. Certains animateurs ou chroniqueurs abordent l'immigration en reprenant les arguments, les chiffres ou les formules typiques du complot, sans jamais le nommer explicitement.

Faible en volume, forte en portée

De 2020 à 2025, les recherches Google contenant explicitement les termes « grand remplacement » ou « great replacement » demeurent relativement peu nombreuses, avec quelques pics isolés. Contrairement à d'autres théories plus spectaculaires, celle-ci se répand souvent sans être nommée, à travers des formulations détournées.

Le seul sursaut notable survient en mai 2022, après une tuerie à Buffalo : un tireur assassine dix personnes et publie un manifeste reprenant directement la théorie du grand remplacement. Le terme sort alors brièvement de ses cercles habituels et accède au débat public.

Intérêt pour la théorie du Grand remplacement (2020-2025)
Combinaison des recherches pour grand remplacement et great replacement

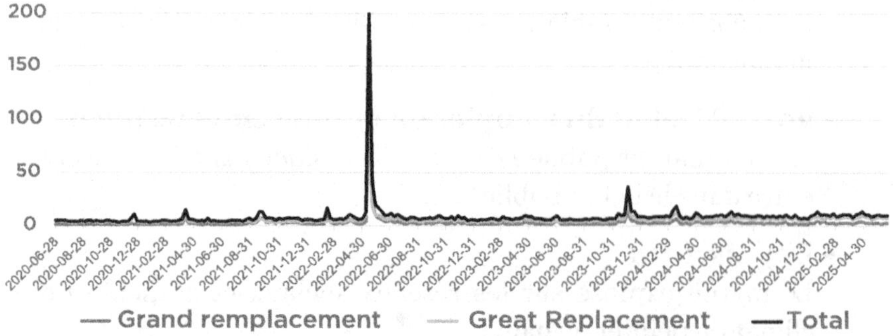

Source : données collectées par l'auteure sur Google Trends

Intérêt pour l'expression white genocide (2020-2025)

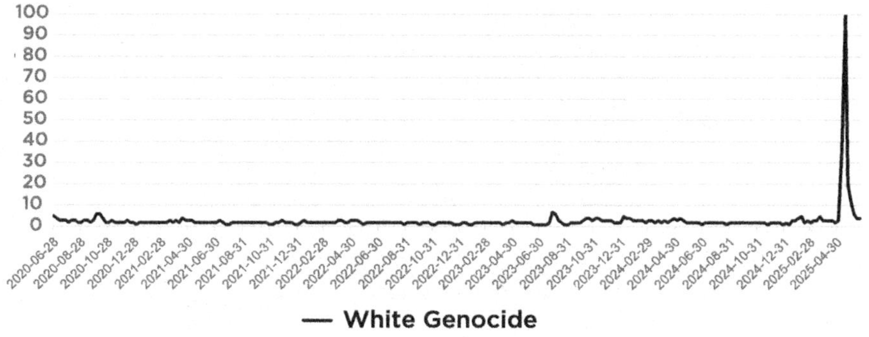

Source : données collectées par l'auteure sur Google Trends

En français, les recherches sur « génocide blanc » sont quasi inexistantes. En anglais, le terme « white genocide » connaît un pic inattendu en mai 2025 largement au-delà de sa fréquence habituelle, lorsque Donald Trump relance publiquement l'idée d'un génocide des Blancs en Afrique du Sud, lors de la visite du président Ramaphosa à la Maison-Blanche. Il accuse alors le gouvernement sud-africain de persécuter les fermiers afrikaners. Plusieurs médias révèlent ensuite que les faits avancés sont inexacts.

Une diffusion géographique à trois visages

En français, le terme « grand remplacement » est surtout recherché en France, suivi par la Finlande, les États-Unis, la Belgique, le Canada et l'Irlande.

En anglais, la formule « great replacement » circule surtout aux États-Unis, en Nouvelle-Zélande, au Royaume-Uni, en Australie, en Irlande, au Canada et à Singapour.

L'expression « white genocide » est surtout recherchée en Afrique du Sud, suivie des États-Unis et du Canada, puis de la Nouvelle-Zélande, de l'Australie, de l'Irlande et du Royaume-Uni.

Carte mondiale (mot-clé Grand remplacement)

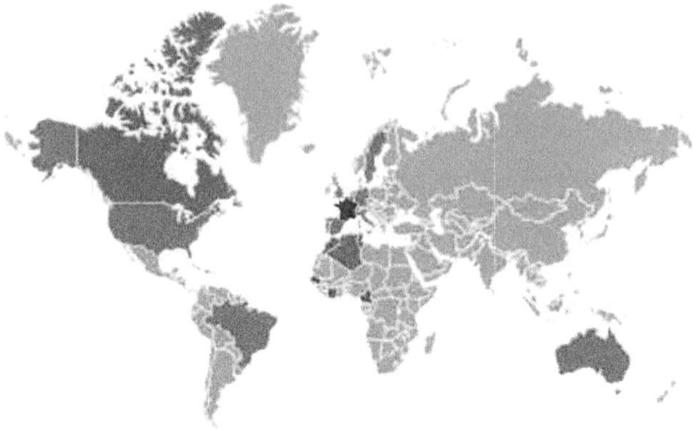

Carte mondiale (mot-clé Great replacement)

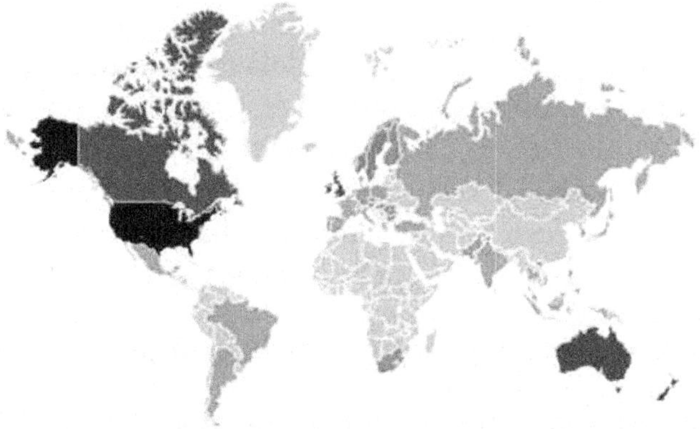

Carte mondiale (mot-clé White genocide)

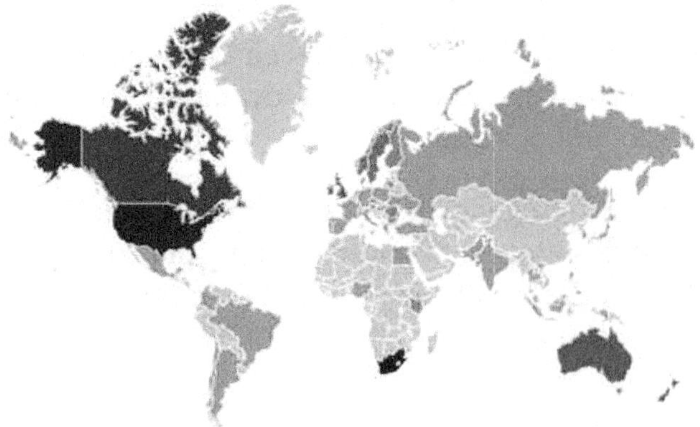

Légende : plus foncé = plus fréquent

Source : données collectées par l'auteure sur Google Trends

4. Les impacts concrets du complot d'extermination des Blancs

Parmi toutes les théories du complot, celles du grand remplacement et du génocide blanc sont parmi les plus destructrices. Elles polarisent les sociétés, nourrissent les discours de haine et engendrent la violence. Ce sont des récits qui déstabilisent, fragilisent et divisent.

Une société de plus en plus méfiante

En présentant l'immigration comme une menace, cette théorie alimente la peur, bloque le dialogue et fait monter la tension. Elle simplifie à l'extrême des réalités complexes, dresse les groupes les uns contre les autres et rend impossible tout échange constructif.

Elle pousse aussi au repli : la méfiance s'installe non seulement envers les immigrants, mais envers toute différence, qu'il s'agisse d'une autre langue, d'une autre culture ou d'une autre façon de vivre. Ce climat bloque l'envie de comprendre, fragilise la cohésion sociale et rend les milieux plus fermés, plus rigides, moins solidaires. À terme, la société y perd en créativité, en confiance et en capacité d'adaptation.

Quand les idées racistes deviennent tolérables

En parlant d'« envahissement » ou de « disparition de notre identité », certains chroniqueurs ou politiciens recyclent les arguments du complot sans le nommer, pour capter l'attention ou consolider leur base électorale.

L'effet est là : la peur s'installe, la méfiance s'ancre et le rejet devient socialement acceptable. Progressivement, ces idées contaminent l'espace public. Elles justifient des politiques plus dures, banalisent les préjugés et rendent les discours haineux moins choquants. Le racisme se glisse dans les marges du débat, puis s'y installe.

Un moteur de violence extrême

Le grand remplacement et le génocide blanc comptent parmi les théories complotistes qui ont inspiré des attentats. Elles ne font pas que semer la peur : elle pousse à tuer.

À Oklahoma City, Charleston, Pittsburgh, Christchurch, Gilroy, El Paso, Bærum, Poway, Halle, Québec, Buffalo, Allen, Jacksonville, Utøya, des hommes armés ont ouvert le feu. Tous ces actes s'inscrivent dans une même idée : celle d'une menace contre les Blancs et d'un devoir de riposter. Dans cette logique, le complot devient une idéologie meurtrière.

Ce climat de méfiance, de banalisation et de violence soulève une question cruciale : jusqu'où cette théorie peut-elle aller, et comment risque-t-elle de muter dans les années à venir ?

5. Comment la théorie du complot d'extermination des Blancs pourrait-elle évoluer ?

Bâtie sur la peur de l'autre, cette théorie ne disparaîtra pas d'elle-même. Elle s'adapte, se renouvelle et s'infiltre partout où le terrain est instable. Voici trois trajectoires possibles.

Scénario 1 : si la tendance se poursuit, vers une société fracturée

L'Occident attire toujours des migrants, poussés par les conflits, la crise climatique, la pauvreté et le vieillissement démographique. Mais les capacités d'accueil stagnent. Logement, services publics, intégration : tout craque. Trop d'improvisation, trop d'inégalités, trop peu de préparation. L'impression de débordement s'installe.

L'hostilité grandit. Pendant ce temps, les gouvernements maintiennent ou augmentent les seuils migratoires, sans consultation. Ce décalage alimente la colère et mine la confiance envers les institutions.

Dans ce contexte, la théorie du grand remplacement gagne du terrain. Elle offre une explication simple et brutale, plus crédible que l'hypothèse d'une mauvaise gestion. La démocratie s'effrite.

Scénario 2 : et si c'était vrai ?

La théorie cesse d'être marginale. Elle gagne en visibilité, s'infiltre dans les discours officiels, inspire des lois et façonne les politiques publiques. L'immigration est suspendue. Les droits des minorités sont restreints. Des citoyens issus de l'immigration perdent leur statut ou leur nationalité.

L'accès à l'école, au logement ou à l'aide sociale, dépend désormais de l'origine familiale. Des expulsions massives ont lieu. Les mosquées ferment. La surveillance ciblée s'intensifie. La peur règne. Et la violence devient un mode de gouvernance. Dans ce climat, on n'ose plus s'exprimer. La théorie du complot n'est plus une rumeur : c'est une idéologie officielle.

Scénario 3 : Repenser l'immigration avec rigueur et respect

Les gouvernements engagent un dialogue réel sur les besoins, les capacités, les valeurs et les limites de l'immigration. Les seuils migratoires sont débattus, ajustés, expliqués. Chaque décision s'appuie sur des plans d'intégration concrets, ancrés dans les réalités locales.

L'État soutient les milieux d'accueil. Il assume ses responsabilités. Il veille à ce que les immigrants s'intègrent à la société d'accueil, et non l'inverse. Il lutte activement contre les préjugés, sans nier les tensions.

Dans ce cadre plus lucide et structuré, la société se détend. Les extrêmes perdent de leur emprise. Le fantasme d'un grand remplacement s'éteint peu à peu. Il devient inutile dans une démocratie apaisée, où l'immigration est traitée avec rigueur, respect et justice.

Conclusion : reconstruire sur du solide

Quand les tensions sont nommées, quand les décisions sont expliquées, quand les milieux sont soutenus, quand les choix sont faits avec la population, le climat change. L'immigration devient un sujet politique assumé, débattu, encadré.

Le fantasme d'un grand remplacement ne disparaît pas d'un coup, mais il perd de sa force. Moins crédible. Moins attirant. Parce que les gens retrouvent une prise sur ce qui se passe. Parce que les responsabilités sont claires.

Ce qui désamorce, ce sont des gestes concrets et partagés. Une gouvernance lucide. Une intégration préparée. Des seuils clairs. Et surtout, un cadre qui protège tout le monde : ceux qui arrivent comme ceux qui accueillent. C'est à ce prix qu'on sort du piège.

Sources et références

Textes associés à la diffusion du complot

Bat Ye'or, G. (2005). *Eurabia: The Euro-Arab Axis.* Fairleigh Dickinson University Press.

Camus, R. (2008). *La Grande Déculturation* (151 p.). Fayard.

Camus, R. (2011). *Le Grand Remplacement.* Neuilly-sur-Seine : David Reinhard.

Raspail, J. (1973). *Le Camp des Saints.* Paris : Éditions Robert Laffont.

Études critiques et analyses scientifiques

Barkun, M. (2013). *A Culture of Conspiracy. Apocalyptic Visions in Contemporary America.* Berkeley : University of California Press.

Camus, J.-Y., & Lebourg, Nicolas. (2015). *Les droites extrêmes en Europe.* Paris : Seuil.

Daniels, J. (2009). *Cyber Racism: White Supremacy Online and the New Attack on Civil Rights.* Rowman & Littlefield.

Kudrnáč, A., Eger, M. A., & Hjerm, M. (2023). Scapegoating Immigrants in Times of Personal and Collective Crises: Results from a Czech Panel Study. *International Migration Review*, 58(2), 573-592. https://doi.org/10.1177/01979183231177971

Laaker, D. (2024). Economic Shocks and the Development of Immigration Attitudes. *British Journal of Political Science.* 54(1) : 220-240. https://www.cambridge.org

Moses, A. Dirk. (2019). White Genocide and the ethics of public analysis. *Journal of Genocide Research*, 21(2), 201–213. https://doi.org/10.1080/14623528.2019.1599493

Roy, A. (2023). *Les Déclinistes : ou le délire du « grand remplacement »* (152 p.). Montréal : Écosociété.

Scott, J.W. (2018). *Sex and Secularism.* Princeton University Press.

Sedgwick, M. (2024). The great replacement narrative: Fear, anxiety and loathing across the West. *Politics, Religion & Ideology*, 25(4), 548–562.

Taguieff, P.-A. (2002). *La nouvelle judéophobie.* Paris : Mille et une nuits.

Taguieff, P.-A. (2008). *La judéophobie des Modernes : des Lumières au jihad mondial.* Paris : Odile Jacob.

Taguieff, P.-A. (2022). *Le Grand Remplacement ou la politique du mythe. Généalogie d'une représentation polémique* (325 p.). Éd. de l'Observatoire.

Whitman, J. Q. (2017). *Hitler's American Model: The United States and the Making of Nazi Race Law.* Princeton University Press.

Données démographiques et économiques

Demoule, J.-P. (2022). *Homo migrans : De la sortie d'Afrique au Grand Confinement.* Paris : Payot & Rivages.

Dumont, G.-F. (2017, octobre). Japon : le dépeuplement et ses conséquences. *Géoconfluences.* http://geoconfluences.ens-lyon.fr/informations-scientifiques/dossiers-regionaux/japon/articles-scientifiques/depeuplement

Institut national d'études démographiques (INED). (2020). *Les migrations dans le monde.* https://www.ined.fr/fr/tout-savoir-population/graphiques-cartes/migrations-monde/

Organisation de coopération et de développement économiques (OCDE). (2023). *Perspectives des migrations internationales 2023*. Paris : Éditions OCDE. https://www.oecd.org/fr/publications/perspectives-des-migrations-internationales-2023_87c79978-fr.html

Organisation de coopération et de développement économiques (OCDE). (2024). *Perspectives des migrations internationales 2024*. Paris : Éditions OCDE. https://www.oecd.org/fr/publications/perspectives-des-migrations-internationales-2024_4fa9de98-fr.html

Rousseau, Y. (2018). Le Japon peut-il survivre sans immigrés ? *Les Échos*. https://www.lesechos.fr/idees-debats/editos-analyses/le-japon-peut-il-survivre-sans-immigres-138590

U.S. Census Bureau (2020). *Demographic Turning Points for the United States: Population Projections for 2020 to 2060* (P25-1144). https://www.census.gov/library/publications/2020/demo/p25-1144.html

World Population Review (2025). *Population by Continent*. https://worldpopulationreview.com/continents

Médias, contenus viraux et culture populaire

Complorama (2023). *« Génocide blanc » en Afrique du Sud, itinéraire d'une théorie complotiste*, épisode 90, France Info / France Culture, YouTube. https://www.youtube.com/watch?v=htJOWGqdfPw&list=PLg6GanYvTasWMem6U2VUxc9sQ6a7T7sIe&index=1

Tang, F. (2024). *Over 40% of Japan's municipalities at risk of vanishing, study finds*. The Japan Times. 24 avril, https://www.japantimes.co.jp/news/2024/04/24/japan/society/depopulation-municipalities-vanish/

Annexe 1 : proportion d'immigrés dans la population totale par pays (2020)

Rang	Pays	%	Rang	Pays	%	Rang	Pays	%
1	Emirats Arabes Unis	88,1	67	Portugal	9,8	133	Japon	2,2
2	Qatar	77,3	68	Côte d'Ivoire	9,7	134	Cameroun	2,2
3	Koweït	72,8	69	Serbie	9,4	135	Pologne	2,2
4	Chine - Macao	62,1	70	Gambie	8,9	136	Samoa occidentales	2
5	Bahreïn	55	71	Porto Rico	8,6	137	Angola	2
6	Îles Vierges américaines	54,3	72	Chili	8,6	138	Géorgie	2
7	Aruba	50,2	73	Surinam	8,1	139	Kenya	2
8	Guam	47,7	74	Russie	8	140	Centrafricaine (République)	1,8
9	Luxembourg	47,6	75	Sud Soudan	7,9	141	Libéria	1,7
10	Oman	46,5	76	Panama	7,3	142	Albanie	1,7
11	Singapour	43,1	77	Turquie	7,2	143	Népal	1,7
12	Mayotte	40,9	78	Congo	7	144	Sénégal	1,6
13	Guyane (française)	39,9	79	Finlande	7	145	Fidji	1,6
14	Chine - Hong Kong	39,5	80	Bhoutan	6,9	146	Ghana	1,5
15	Arabie saoudite	38,6	81	Arménie	6,4	147	Pakistan	1,5
16	Curaçao	34,9	82	Grenade	6,4	148	Niger	1,4
17	Jordanie	33,9	83	Macédoine du Nord	6,3	149	Comores	1,4
18	Australie	30,1	84	Hongrie	6,1	150	Bolivie	1,4
19	Antigua-et-Barbuda	30	85	Trinité-et-Tobago	5,6	151	Yémen	1,3
20	Suisse	28,8	86	Dominicaine (République)	5,6	152	Bangladesh	1,3
21	Nouvelle-Zélande	28,7	87	Palestine	5,3	153	Bosnie-Herzégovine	1,1
22	Malte	26	88	Lituanie	5,3	154	Mozambique	1,1
23	France - Nouvelle Calédonie	25,6	89	Thaïlande	5,2	155	Congo (Rép. dém. du)	1,1
24	Brunei	25,6	90	Tchéquie	5,1	156	Vanuatu	1,1
25	Liban	25,1	91	Argentine	5	157	Zambie	1
26	Israël	22,6	92	Syrie	5	158	Malawi	1
27	France - Guadeloupe	22,5	93	Afrique du Sud	4,8	159	Sao Tomé-et-Principe	1
28	Canada	21,3	94	Botswana	4,7	160	Ethiopie	0,9
29	Kazakhstan	19,9	95	Vénézuela	4,7	161	Mexique	0,9
30	Suède	19,8	96	Sainte-Lucie	4,5	162	Guinée	0,9
31	Autriche	19,3	97	Équateur	4,4	163	Guinée-Bissau	0,9
32	Islande	19,2	98	Namibie	4,3	164	Irak	0,9
33	Allemagne	18,8	99	St-Vincent-et-les-Grenadines	4,3	165	Sahara occidental	0,9
34	Gabon	18,7	100	Rwanda	4	166	Jamaïque	0,8
35	France - Martinique	18,3	101	Guyana	4	167	Tanzanie	0,7
36	Irlande	17,6	102	Mauritanie	3,9	168	Sierra Leone	0,7
37	Belgique	17,3	103	Ouganda	3,8	169	Laos	0,7
38	Guinée équatoriale	16,4	104	Colombie	3,7	170	Salvador	0,7
39	Bahamas	16,2	105	Pérou	3,7	171	Mongolie	0,7
40	Chypre	15,8	106	Roumanie	3,7	172	Timor-Est	0,6
41	Norvège	15,7	107	Slovaquie	3,6	173	Nicaragua	0,6
42	Belize	15,6	108	Tonga	3,5	174	Nigéria	0,6
43	États-Unis	15,3	109	Ouzbékistan	3,5	175	Algérie	0,6
44	Estonie	15	110	Burkina Faso	3,5	176	Lesotho	0,6
45	France - La Réunion	14,7	111	Togo	3,4	177	Égypte	0,5
46	Espagne	14,6	112	Corée du Sud	3,4	178	Tunisie	0,5
47	Royaume Uni	13,8	113	Tchad	3,3	179	Brésil	0,5
48	Pays-Bas	13,8	114	Iran	3,3	180	Cambodge	0,5
49	Slovénie	13,4	115	Bénin	3,3	181	Guatemala	0,5
50	Seychelles	13,3	116	Turkménistan	3,2	182	Honduras	0,4
51	France (métropolitaine)	13,1	117	Soudan	3,1	183	Erythrée	0,4
52	Maldives	13	118	Uruguay	3,1	184	Afghanistan	0,4
53	Croatie	12,9	119	Kirgizistan	3,1	185	Somalie	0,4
54	Grèce	12,9	120	Burundi	2,9	186	Salomon (Îles)	0,4
55	Lettonie	12,7	121	Tadjikistan	2,9	187	Inde	0,4
56	Danemark	12,4	122	Cap-Vert	2,8	188	Papouasie-Nouvelle-Guinée	0,3
57	Barbade	12,1	123	Eswatini	2,8	189	Maroc	0,3
58	Djibouti	12,1	124	Zimbabwe	2,8	190	Philippines	0,2
59	Libye	12	125	Bulgarie	2,7	191	Corée du Nord	0,2
60	Ukraine	11,4	126	Kiribati	2,6	192	Sri Lanka	0,2

61	Monténégro	11,3	127	Moldavie	2,6	193	Haïti	0,2
62	Biélorussie	11,3	128	Azerbaïdjan	2,5	194	Myanmar (Birmanie)	0,1
63	Malaisie	10,7	129	Micronésie	2,5	195	Indonésie	0,1
64	Polynésie française	10,7	130	Mali	2,4	196	Madagascar	0,1
65	Italie	10,6	131	Paraguay	2,4	197	Viêt Nam	0,1
66	Costa Rica	10,2	132	Maurice	2,3	198	Chine	0,1
						199	Cuba	0

Source : Institut national d'études démographiques (INED), « Proportion d'immigré-e-s dans la population totale en 2020 », en ligne : https://www.ined.fr/fr/tout-savoir-population/graphiques-cartes/migrations-monde/, consulté en juin 2025.

Chapitre VI

Le monde simulé : la verité cachée dans l'algorithme

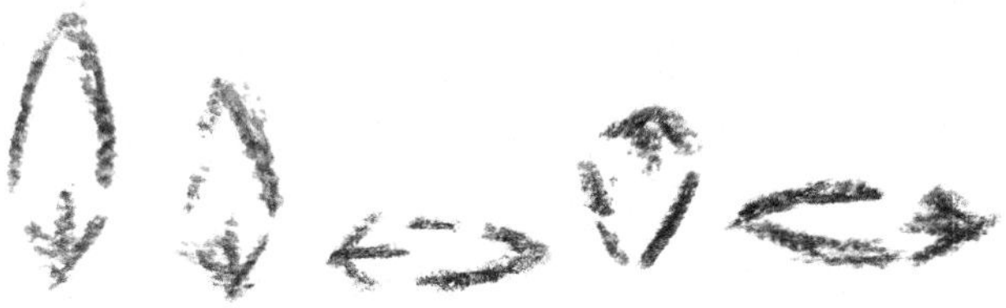

Introduction : comprendre le complot de la simulation

L'idée que notre monde soit une illusion générée par une intelligence supérieure semble tout droit sortie d'un film de science-fiction. Et pourtant...

Parmi les théories complotistes, celle de la simulation est l'une des rares à s'appuyer sur des arguments issus du monde scientifique. Des philosophes reconnus, des physiciens de haut niveau, des chercheurs en informatique défendent l'hypothèse dans des revues sérieuses. Modélisation de l'univers, raisonnements mathématiques, débats sur la conscience : le sujet alimente un vrai débat intellectuel.

Mais ajoutez un maître du jeu, des preuves, une intention cachée : vous basculez dans le complot.

Ce chapitre retrace l'évolution de ce complot. Il en expose les variantes, les arguments, les failles, l'expansion numérique et ses effets sur notre rapport au réel. Il explore les ressorts d'une fascination qui en dit long sur le monde d'aujourd'hui.

1. Au cœur de la croyance : la simulation

Quand une hypothèse scientifique audacieuse entre dans l'imaginaire collectif, elle prend parfois des tournures inattendues. Dans cette première section, nous explorons le cœur du complot de la simulation : ses arguments, ses mécanismes, ses zones d'ombre. Nous reviendrons aussi sur la théorie scientifique qui l'a inspirée, sur les indices avancés pour l'étayer, et sur les critiques qui l'ont mise à mal.

1.1 Les bases du complot

Et si le monde n'était qu'une illusion ? Un programme lancé par une force extérieure qui dicte chaque aspect de notre environnement. Ce que nous appelons le réel, comme les paysages, les villes, les visages, ne serait qu'une façade.

L'idée n'est pas nouvelle. Déjà dans l'Antiquité, Platon se demandait si ce qu'on voit n'est pas qu'une illusion, une imitation de ce que nous croyons être la vérité. Mais au XXIe siècle, avec l'essor des technologies numériques, cette intuition prend un nouveau visage. Ce qui relevait de la philosophie ou de la science-fiction est devenu pour certains une certitude.

La simulation existerait. Elle serait programmée, dirigée, dissimulée. Il ne s'agirait plus d'un simple modèle intellectuel, mais d'un monde fabriqué, dans lequel rien n'est laissé au hasard.

Et les signes de cette supercherie ? Ils seraient partout. Des scènes qui se répètent. Des comportements étranges. Des détails qui déraillent. Comme si, par moments, le programme révélait ses failles.

1.2 Une réalité simulée, mais par qui et pourquoi ?

Dans ce complot, un simulateur, un système ou peut-être une machine est chargé de générer l'univers que nous percevons. Il produit la matière, le temps, les événements et, selon certains, même nos pensées, avec une précision telle qu'il est impossible de déceler la supercherie.

Reste alors des questions vertigineuses : qui a conçu cette simulation ? Dans quel but ? Et sur quelles preuves repose cette idée ?

1.2.1 Qui contrôle le simulateur ?

Si le monde est simulé, quelqu'un, quelque part, en détient les commandes. Qui règle les paramètres de notre réalité ? Qui décide du scénario ? C'est ici que les spéculations s'emballent.

Des humains du futur aux commandes

Une première hypothèse avance que la simulation est l'œuvre d'humains du futur dotés d'une technologie si avancée qu'ils auraient recréé leurs ancêtres dans un monde numérique. Nous vivons dans une matrice conçue par nos propres descendants.

Une origine extraterrestre

Pour d'autres, le simulateur est créé par une civilisation extraterrestre. Vu l'immensité de l'univers et son ancienneté, il est fort possible que des formes de vie bien plus évoluées aient développé la capacité de simuler des mondes entiers, dont le nôtre.

Une intelligence artificielle autonome

Une autre idée avance que la simulation est dirigée par une intelligence artificielle devenue autonome. Conçue par une civilisation disparue, elle continue à gérer notre réalité sans intervention extérieure.

Une machine sans pilote

Pour certains, la simulation a été mise en marche il y a très longtemps, puis laissée à elle-même. Le simulateur fonctionne désormais sans intervention extérieure. Cette théorie explique pourquoi tout va mal : le monde n'est plus qu'un système en train de se décomposer.

Un groupe secret parmi nous

D'autres ne vont pas chercher si loin. La simulation est pilotée depuis la Terre par un réseau clandestin, tel que les Illuminati ou un gouvernement de l'ombre. Ce groupe détient les technologies nécessaires pour manipuler la matrice et maintenir l'humanité dans l'ignorance.

Une illusion mystique dirigée par des entités spirituelles

Enfin, une dernière hypothèse avance que la simulation est une illusion créée par des entités spirituelles, comme des démiurges ou des consciences issues d'autres plans de réalité. Cette vision, nourrie par le gnosticisme, le New Age ou certaines traditions orientales, affirme que seules quelques âmes éveillées peuvent entrevoir la vraie nature de cette simulation.

1.2.2 Pourquoi simuler le monde ? Les raisons avancées

Si notre monde est simulé, c'est qu'il y a une intention derrière. Plusieurs explications circulent. La première relève de la réflexion philosophique ou métaphysique, les autres prennent une tournure plus complotiste.

Un outil scientifique ou pédagogique

La simulation existe pour nous observer. Notre monde est l'œuvre d'une civilisation plus avancée, peut-être dans un but scientifique ou éducatif.

Elle sert alors de laboratoire. Nos gestes, nos choix, nos crises sont analysés pour tester des réponses à des enjeux comme les changements climatiques ou les tensions sociales. Nous sommes des cobayes, placés dans un scénario précis pour observer comment une société réagit sous pression.

Autre possibilité : la simulation est « ancestrale », conçue pour reconstituer fidèlement une époque passée dans laquelle nous évoluons sans en avoir conscience.

Dans les deux cas, l'objectif reste le même : apprendre, analyser, tirer des leçons.

Un divertissement immersif pour des êtres du futur

La simulation existe pour divertir. Nous sommes les personnages d'un immense jeu, observés ou manipulés par des entités qui se nourrissent de nos émotions, de nos drames, de nos conflits. Pour eux, nos vies ne sont qu'un spectacle.

Certaines de ces entités entreraient dans le jeu en prenant une forme humaine, pour ressentir ce que nous vivons, faire l'expérience de nos choix, s'immerger dans notre réalité. Peut-être même que nous en croisons, sans le savoir.

Un outil de contrôle : maintenir l'humanité dans l'illusion

Le but de la simulation est ici de nous maintenir dans l'ignorance pour mieux nous exploiter. Une réalité bien plus vaste existe ailleurs, mais tout est fait pour qu'elle nous échappe. Plongés dans la matrice dès la naissance, nous vivons sans le moindre indice permettant de soupçonner qu'il y a autre chose.

La matrice capte notre attention, émousse nos esprits, empêche toute prise de conscience collective. Écrans, crises, peurs, honte, compétition : tout est pensé pour isoler, diviser, désorienter.

Ce brouillard maintient l'humanité dans un état d'obéissance passive, au service d'un ordre supérieur. Les entités aux commandes surveillent nos comportements et modifient les paramètres de la simulation pour garder le contrôle. Des technologies comme la 5G, l'intelligence artificielle ou les médias de masse orientent nos pensées et nos actions.

Quelques-uns perçoivent l'illusion et tentent d'en sortir... en vain.

Dans certaines versions plus sombres, la simulation a un but strictement utilitaire. Comme dans le film *La Matrice*, nous avons perdu une guerre contre des intelligences artificielles. Notre corps sert de batterie, tandis que notre esprit reste piégé dans un monde fictif généré par la machine.

Une prison mentale

Dans cette version radicale, notre corps reste inconscient pendant que notre esprit est plongé dans un programme qui nous fait croire à une vie réelle sur Terre. Tout paraît normal. Mais rien n'est réel. Et quand nous avons un doute, le système réagit. Il efface les traces, détourne notre attention ou nous fait passer pour fous.

La simulation agit comme une cage invisible. Elle occupe notre esprit, nous empêche de penser clairement, et bloque toute tentative d'éveil. Le but : nous garder dociles, productifs, inconscients.

Une simulation pour observer... ou juger

Pour certains, la simulation est conçue pour nous étudier. Nos peurs, nos réactions, nos choix moraux sont enregistrés et analysés comme des données. Mais il ne s'agit pas seulement d'observer. On nous évalue. On nous juge.

Pour d'autres, la simulation est un test. Son but est de repérer ceux qui perçoivent la vérité derrière le décor. Seuls ceux qui s'éveillent accèdent à une autre réalité, plus vaste, plus authentique. Cette idée rejoint des récits spirituels ou religieux, selon lesquels le monde que nous connaissons n'est qu'un passage, une épreuve à traverser.

Prolonger la vie ou fuir l'extinction

Et si la simulation n'était qu'un plan B ? Le monde réel n'est plus habitable. Nos corps sont maintenus en veille, quelque part, pendant que nos esprits évoluent dans une réalité virtuelle : la Terre. La simulation nous occupe, nous distrait, en attendant qu'une nouvelle planète soit prête à nous accueillir.

Une simulation dans la simulation

Dans certaines versions, notre monde n'est qu'un niveau parmi d'autres. La matrice dans laquelle nous évoluons fait elle-même partie d'une simulation plus vaste, contrôlée par une entité encore plus lointaine.

Ce jeu de poupées russes rend toute sortie et toute compréhension illusoires. À chaque prise de conscience, on ne fait que basculer dans une simulation plus sophistiquée. L'impression d'enfermement ne fait que s'amplifier.

Et s'il n'y a aucune raison ?

Une dernière hypothèse affirme qu'il n'y a aucun but. La simulation résulte d'un accident cosmique, d'un programme oublié ou d'une erreur. Aucune intention, aucun créateur, aucune échappatoire. Juste une illusion qui tourne sur elle-même, en boucle, sans logique.

1.2.3 Quelles preuves sont avancées ?

Sur internet, les vidéos s'accumulent. Des forums entiers répertorient des preuves de cette simulation. Ceux qui regardent vraiment le voient. Voici les signes les plus souvent présentés comme des preuves.

Phénomènes naturels étranges

Orages soudains, nuages aux formes improbables, couleurs inhabituelles dans le ciel... ces phénomènes sont interprétés comme des défauts du moteur graphique de la simulation. Des arcs-en-ciel en pleine nuit, des aurores boréales dans des régions inhabituelles, des éclairs sans tonnerre ou des halos lumineux parfaitement circulaires alimentent aussi le doute.

Certaines catastrophes naturelles seraient même déclenchées par la simulation pour tester nos réactions collectives.

Perceptions étranges et bogues du temps

Certains événements du quotidien sont interprétés comme des anomalies. Croiser plusieurs fois la même personne dans la journée, entendre la même phrase dans des lieux distincts, voir les mêmes chiffres à répétition : autant de synchronicités qui, pour certains, signalent un dérèglement de la matrice.

À cela s'ajoutent les déjà-vu, ces impressions de revivre une scène exactement comme elle s'est déjà produite ou de ressentir un décalage dans le temps. Pour les uns, c'est la mémoire qui faiblit ; pour les autres, c'est le programme qui dérape.

Même les ascenseurs sont parfois considérés comme des zones instables, où le passage d'un étage à l'autre pourrait déclencher un bogue ou une erreur de chargement : arrêt soudain, portes qui s'ouvrent sur un étage vide, redémarrage imprévu du système comme s'il avait besoin de se recalibrer.

L'effet de sonde : la matrice s'adapte à l'observation

Certains parlent d'un effet de sonde : lorsqu'on fixe une anomalie trop longtemps, elle disparaît ou se réinitialise. La réalité semble s'ajuster à notre regard, comme si la matrice brouillait ses failles.

Des phénomènes changeraient ou s'effaceraient au moment précis où l'on tente de les capter, comme un OVNI qui s'évanouit devant la caméra. D'autres évoquent des clés posées sur une table, introuvables pendant des heures, puis réapparues exactement là où elles étaient. Ou encore des conversations dont une seule des deux personnes semble se souvenir, comme si la matrice effaçait discrètement la scène pour corriger un accroc.

Des défaillances technologiques étranges sont aussi rapportées : ordinateurs qui s'éteignent, fichiers qui disparaissent, téléphones qui boguent lorsqu'on aborde certains sujets.

Souvenirs trafiqués : l'effet Mandela et les incohérences du passé

L'effet Mandela désigne une situation où de nombreuses personnes partagent un même souvenir... qui ne correspond pas à la version officielle. Le nom vient d'un exemple célèbre : plusieurs individus affirment se souvenir de la mort de Nelson Mandela dans les années 1980, alors qu'il est décédé en 2013.

Selon la théorie de la simulation, ces décalages indiqueraient que le programme a été modifié. Le passé serait reconfiguré comme une base de données mise à jour sans prévenir, modifiant certains détails sans que la majorité ne s'en aperçoive. Ces souvenirs discordants sont des bogues dans la matrice.

Ils sont parfois aussi associés à une autre théorie : celle des univers parallèles ou des réalités multiples, selon laquelle certaines personnes basculent d'un monde à un autre, emportant avec elles les souvenirs d'une histoire différente.

Phénomènes paranormaux et visites extraterrestres : des intrusions dans le programme

Les manifestations surnaturelles comme les fantômes, les esprits ou les disparitions inexpliquées ne relèvent pas de l'occulte, mais d'anomalies dans la matrice : fragments d'autres réalités, lignes de code mal effacées. Un fantôme est l'écho visuel ou sonore d'une existence antérieure restée accidentellement visible dans le système. Certaines disparitions, soudaines et sans explication, seraient perçues comme des effacements : des êtres retirés du système, comme s'ils n'avaient jamais existé.

Les observations d'OVNI suivent la même logique. Elles ne viennent pas d'ailleurs, mais de l'intérieur du programme. Des éléments sont insérés volontairement, pour tester nos réactions ou semer le doute sur la nature réelle du monde.

Des figurants sans conscience

Certaines personnes dans notre réalité ne sont pas réelles. Elles jouent le rôle de figurants, programmés pour simuler des interactions et maintenir l'illusion d'un univers cohérent.

Inspirée des jeux vidéo, l'idée des PNJ (personnages non jouables) s'impose dans certaines versions du complot. Ces entités suivent un scénario préétabli, sans conscience propre, répétant mécaniquement les mêmes actions et paroles, sans jamais remettre en question les normes.

On les trouve partout : collègues, caissiers, inconnus croisés dans la rue. Leur regard vide et leurs gestes automatiques sont parfois présentés comme la preuve que la simulation utilise des figurants.

Gourous, éveillés et volonté de s'échapper

Certains individus affirment avoir « percé le voile », entrevu la véritable nature de la matrice ou même communiqué avec ses créateurs. Ces « éveillés » se présentent comme des guides capables de révéler la vérité aux autres.

On les retrouve dans des vidéos, des forums ou des courants New Age, où ils proposent des méthodes pour sortir du programme : méditation, psychotropes, expériences de mort imminente.

Ce discours, qui mêle spiritualité et rejet du monde matériel, présente la science, les institutions et même le corps comme des illusions à dépasser. Pour ceux qui y adhèrent, le but n'est plus de vivre dans cette réalité, mais de s'en libérer en prenant conscience de la supercherie.

Passons maintenant de l'univers du complot à celui de la science.

1.3 Une hypothèse sérieuse : entre science et philosophie

Avant d'être récupérée par des récits complotistes, l'idée que notre monde soit une simulation provient d'une hypothèse scientifique prise au sérieux par certains chercheurs en physique, en informatique et en philosophie. Elle alimente des débats dans plusieurs cercles académiques et donne lieu à des travaux de recherche. Reste à voir maintenant si la science offre des indices concrets pour étayer cette possibilité.

Une révolution technologique qui rend la simulation crédible

La technologie progresse à une vitesse vertigineuse. Ce qui relevait hier de la science-fiction devient aujourd'hui envisageable. C'est ce qui rend l'hypothèse de la simulation si troublante : plus nos outils évoluent, plus elle semble plausible.

Nos mondes virtuels deviennent ultra-réalistes. En cinquante ans, on est passé de quelques pixels à des univers en 3D peuplés d'avatars animés par des intelligences artificielles. Avec les casques de réalité virtuelle et les métavers, ces mondes numériques où l'on interagit en temps réel, la frontière entre réel et simulé s'efface.

Les intelligences artificielles génératives, capables de produire du langage, des images ou des vidéos à la demande, renforcent l'idée qu'un monde cohérent peut émerger d'un simple algorithme. Certaines modélisations sociales, économiques ou comportementales permettent d'anticiper des réactions humaines ou de reproduire des dynamiques collectives. D'autres, comme celles employées en astrophysique, servent à étudier des phénomènes complexes comme la formation des galaxies.

En 2015, des chercheurs ont modélisé une portion du cerveau d'un rat, reproduisant le fonctionnement de réseaux neuronaux à partir de données biologiques réelles (Markram et *al.*, 2015).

L'ordinateur quantique, encore expérimental, alimente lui aussi cette idée. En manipulant des qubits capables d'exister dans plusieurs états à la fois, il ouvre la voie à des calculs d'une complexité inédite. Ces machines ne sont pas encore capables de simuler un monde comme le nôtre, mais en théorie, leur potentiel nourrit l'idée qu'une civilisation avancée pourrait créer un univers artificiel aussi réaliste que celui dans lequel nous vivons.

Une hypothèse qui dérange : vivre dans une simulation selon Bostrom

C'est sans doute l'accélération technologique des dernières décennies qui a inspiré l'hypothèse formulée par le philosophe Nick Bostrom en 2003. Publié à l'Université d'Oxford, son article est rapidement devenu une référence dans certains cercles scientifiques et philosophiques.

Bostrom avance un raisonnement provocateur fondé sur la logique et les probabilités. Selon lui, si une civilisation technologiquement avancée, ce qu'il appelle une civilisation posthumaine, parvient un jour à simuler des esprits conscients dans un environnement numérique, rien ne l'empêcherait d'en créer des milliards : pour revivre le passé, mener des expériences ou simplement se divertir.

Partant de cette idée, il propose trois possibilités, dont au moins une doit être vraie :

- La quasi-totalité des civilisations technologiques s'éteignent avant d'atteindre un stade posthumain.
- Les civilisations posthumaines choisissent presque toujours de ne pas créer de simulations d'ancêtres.
- Nous vivons presque certainement dans une simulation.

Sa logique est implacable : si ces civilisations existent et créent ce type de simulation, alors le nombre d'esprits conscients simulés dépasserait largement celui des esprits biologiques. D'un point de vue statistique, il devient donc beaucoup plus probable que nous soyons dans une simulation plutôt que dans le monde réel.

Quand les probabilités s'en mêlent : l'inférence bayésienne

Pour appuyer la thèse de Bostrom, certains font appel à une méthode statistique bien connue : l'inférence bayésienne. En résumé, c'est une manière de calculer des probabilités en tenant compte des informations déjà disponibles.

Si une civilisation avancée peut créer des milliards de mondes simulés, alors les mondes simulés deviendraient statistiquement plus nombreux que les mondes réels. Ce qui implique qu'il serait mathématiquement plus probable que nous vivions dans une simulation plutôt que dans un monde réel. Ce n'est ni une intuition ni une croyance : c'est une simple question de proportions.

Raisonnements cosmologiques : un univers qui ressemble à une machine

Pour certains chercheurs, l'univers présente des signes troublants d'artificialité. Trop stable. Trop précis. Trop bien réglé pour être le fruit du hasard.

Les lois physiques semblent finement ajustées. Si certaines constantes fondamentales, comme la gravité ou la charge de l'électron, avaient été légèrement différentes, la vie telle qu'on la connaît aurait été impossible. Ce degré de précision alimente l'idée que l'univers aurait été « paramétré », comme si quelqu'un avait minutieusement ajusté les curseurs d'un programme.

Des galaxies aux particules, tout obéit à des équations. On observe des symétries parfaites, une structure de l'espace-temps qui évoque une trame régulière (Tegmark, 2008). Certains y voient plus qu'une coïncidence : peut-être que l'univers n'est pas seulement décrit par les mathématiques, mais qu'il en est constitué.

Dans cette logique, une étude récente propose une idée encore plus radicale : la gravité serait le résultat d'un effort de l'univers pour économiser ses ressources, comme un ordinateur qui compresse des fichiers pour libérer de l'espace. Ce comportement suggérerait que notre réalité fonctionne comme un système simulé (Université de Portsmouth, 2025).

À l'échelle microscopique, la matière semble aussi pixellisée. Certains physiciens estiment que l'univers n'est pas infiniment divisible, mais composé d'unités élémentaires, un peu comme si la réalité était faite de minuscules blocs de base, comparables aux pixels d'une image numérique (Hogan, 2009 ; Lloyd, 2006).

Certains voient même dans la vie biologique un indice de simulation. L'ADN humain fonctionne avec quatre lettres – A, T, C, G – organisées en instructions précises, comme un langage de programmation. En 2017, une équipe de chercheurs est parvenue à intégrer un virus informatique dans une séquence d'ADN, brouillant encore davantage la frontière entre biologie et calcul (Ney et *al.*, 2017). Cette structure ordonnée alimente l'idée que la vie n'est pas apparue par hasard, mais selon un design numérique.

Et puis il y a les comportements étranges observés en mécanique quantique. L'exemple le plus célèbre est celui de l'expérience de la double fente : certaines particules, comme les électrons, semblent se comporter différemment selon qu'on les observe ou non. Elles ne prennent une position claire qu'au moment de l'observation, comme si la réalité attendait notre regard pour se "charger". Ce phénomène rappelle le fonctionnement d'un jeu vidéo, où le décor n'est généré qu'à mesure que le joueur le regarde. Ce sont là des énigmes fondamentales que la science peine encore à expliquer (Lloyd, 2006 ; Hossenfelder, 2018).

Plus étonnant encore : certaines équations décrivant les particules de l'univers contiennent des structures similaires aux codes correcteurs d'erreurs utilisés en informatique (Moskowitz, 2016).

Enfin, certaines théories scientifiques, comme la théorie des cordes, ajoutent une couche de mystère. Elle suppose que les particules sont des cordes vibrantes, dont chaque vibration produit une forme de matière. Mais pour que les équations tiennent, il faut postuler l'existence d'au moins dix dimensions, dont la plupart nous sont invisibles (Greene, 1999). Comme si l'univers possédait des couches cachées, en arrière-plan d'un programme.

Mais à force de tout ramener à un code ou à une machine, ne passe-t-on pas à côté de l'essentiel ? Certains scientifiques le pensent.

1.4 La simulation remise en question par la science

La théorie de la simulation fascine, mais elle ne convainc pas tout le monde. Plusieurs scientifiques, philosophes et penseurs en soulignent les limites, les raccourcis ou l'absence de preuves tangibles. Voici quelques-uns des arguments avancés.

Des obstacles techniques insurmontables

Certains chercheurs soulignent que la quantité d'énergie nécessaire pour simuler fidèlement notre univers observable serait tout simplement astronomique. Elle dépasserait même les capacités de toute civilisation imaginable. Autrement dit, même en supposant l'existence d'êtres technologiquement très avancés, simuler un univers aussi vaste et complexe que le nôtre pourrait être physiquement impossible (Vazza, 2025).

Le paradoxe des mondes emboîtés

Si nous vivons dans une simulation, alors il devrait être possible d'en créer d'autres à l'intérieur. On aurait ainsi une cascade de mondes simulés, emboîtés les uns dans les autres.

Mais chaque niveau dépendrait des ressources du niveau supérieur. Plus on descendrait, plus la puissance de calcul se réduirait, limitant la complexité des simulations inférieures.

C'est là que le paradoxe apparaît : si notre monde était déjà plusieurs fois simulé, nous ne devrions pas disposer d'assez de puissance pour créer à notre tour des univers virtuels réalistes. Or, c'est précisément ce que nous faisons. Cette contradiction fragilise la cohérence même de l'hypothèse (Carroll, 2016).

Créer des consciences : une hypothèse fragile

L'idée même de la simulation repose sur la possibilité de générer des consciences artificielles. Or, rien ne prouve que ce soit faisable. Peut-on vraiment simuler une conscience ? En l'absence de certitude, certains chercheurs proposent d'attribuer une probabilité égale aux deux scénarios : soit les consciences simulées sont possibles, soit elles ne le sont pas.

Si elles ne le sont pas, alors nous vivons nécessairement dans la réalité physique. Et même si elles le sont, encore faut-il qu'elles aient effectivement été créées. Autrement dit, la probabilité que nous vivions dans une simulation est loin d'être aussi élevée qu'on le prétend souvent (Kipping, 2020).

Une complexité qui dépasse l'entendement

Certains chercheurs estiment que reproduire les phénomènes physiques les plus subtils dans une simulation serait presque impossible. Des éléments comme l'intrication quantique (ces liens mystérieux entre particules à distance) ou le principe d'incertitude, qui rend leur comportement fondamentalement flou, poseraient d'énormes défis, même avec une puissance de calcul colossale (Hossenfelder, 2018).

À cela s'ajoute la complexité vertigineuse des interactions biologiques, sociales et psychologiques. Simuler fidèlement un monde aussi riche et cohérent que le nôtre relèverait d'un exploit presque inconcevable (Aaronson, 2013).

Et si, malgré tout, nous vivions dans une simulation, cela soulèverait d'autres questions encore plus troublantes : qu'est-ce que la réalité ? Que reste-t-il du libre arbitre ? De la responsabilité morale ? Autant de zones grises qui, pour plusieurs, affaiblissent encore la plausibilité de cette hypothèse.

Entre questionnements philosophiques, fascination technologique et récupération complotiste, la théorie de la simulation a suivi un parcours mouvementé. Pour en comprendre la portée réelle, il faut maintenant retracer l'histoire du complot qu'elle a suscité.

2. Histoire et origine du complot de la simulation

Depuis Platon, l'idée que notre réalité pourrait être une illusion revient régulièrement. Avec les nouvelles technologies, elle a trouvé un écho dans l'univers complotiste, portée par internet et la culture populaire.

Antiquité au XVIIe siècle : doutes sur la réalité

L'idée que le monde puisse être une illusion remonte à l'Antiquité. Dans son allégorie de la caverne, Platon suggère que ce que nous percevons n'est qu'un reflet imparfait du réel. Au XVIIe siècle, Descartes pousse ce doute à l'extrême : et si un esprit malin nous trompait jusque dans nos pensées ?

Ces réflexions anciennes ont semé les premières graines d'un doute qui refait surface aujourd'hui, sous une forme nouvelle.

Années 1950 à 1990 : l'idée d'un monde simulé gagne en légitimité

À mesure que l'informatique progresse, certains scientifiques commencent à envisager que notre univers repose peut-être sur de l'information pure. Le physicien John Archibald Wheeler propose la formule *it from bit* : tout viendrait du bit, unité de base du langage informatique.

De son côté, le philosophe Jean Baudrillard développe dans *Simulacres et simulation* (1981) l'idée d'une hyperréalité : un monde où les signes et les représentations prennent le pas sur le réel.

Ces idées infiltrent bientôt la culture populaire. Des films comme *Tron, Total Recall, The Truman Show* ou *La Matrice* mettent en scène des univers truqués, où l'illusion remplace la vérité.

2003 : Bostrom relance le débat scientifique

La publication de l'article de Nick Bostrom marque un tournant. Pour la première fois, l'idée d'un monde simulé est formulée en termes rigoureux et probabilistes. L'hypothèse gagne en légitimité, attire l'attention de chercheurs, mais aussi de figures médiatiques et de partisans de théories alternatives.

Années 2000 à aujourd'hui : des technologies qui rendent la simulation crédible

Les avancées technologiques donnent corps à une idée autrefois abstraite. Les mondes virtuels gagnent en réalisme, l'intelligence artificielle progresse à grande vitesse, et les outils de modélisation reproduisent désormais des pans entiers du réel. Ce qui relevait de la fiction semble peu à peu devenir possible.

2010 à 2016 : la Silicon Valley s'empare de l'idée

Des figures de la tech, comme Elon Musk, commencent à prendre l'hypothèse au sérieux. En 2016, il déclare publiquement qu'il y a

« une chance sur des milliards que nous vivions hors d'une simulation ». Ce type de sortie marque un tournant : l'idée, longtemps marginale, entre dans le débat public et gagne en légitimité.

2016 à aujourd'hui : de l'hypothèse au complot

À partir de 2016, la théorie de la simulation quitte les cercles académiques pour se diffuser massivement sur les plateformes numériques. Depuis 2020, le phénomène s'accélère. Des contenus viraux circulent, des influenceurs s'en emparent et l'idée s'installe durablement dans la culture numérique.

Ligne du temps condensée : de Platon à TikTok

De Platon à TikTok, l'idée d'un monde illusoire traverse les siècles. Voici les repères clés qui ont nourri, façonné ou relancé l'hypothèse d'un univers simulé.

- **Antiquité (~-400)**
  Platon imagine l'allégorie de la caverne : notre perception du monde pourrait être une illusion.
- **1641**
  Descartes publie *Méditations métaphysiques* et envisage qu'un malin génie pourrait tromper nos sens.
- **Années 1980**
  Jean Baudrillard développe l'idée d'« hyperréalité » dans *Simulacres et simulation.*
- **1999**
  La Matrice sort au cinéma et popularise l'idée d'un monde contrôlé par des machines.
- **2003**
  Nick Bostrom publie *Are You Living in a Computer Simulation?* : la théorie entre dans les milieux académiques.

- **2000 à aujourd'hui**
  Les progrès technologiques renforcent la crédibilité de l'hypothèse de simulation.
- **2016 ⊙ Début du complot**
  Elon Musk affirme que nous vivons probablement dans une simulation.
- **2017 à aujourd'hui**
  La théorie explose sur les réseaux sociaux via des contenus viraux.

3. Repères statistiques : entre curiosité et scepticisme

La théorie de la simulation occupe une place à part dans l'univers complotiste. Elle ne s'impose pas par une adhésion franche, mais par une fascination diffuse, un doute persistant, rarement assumé jusqu'au bout. Cela rend sa mesure difficile.

Sur TikTok, YouTube ou Reddit, les vidéos liées à la simulation cumulent des centaines de millions de vues. Depuis 2020, des mots-clics comme #simulationtheory, #glitchinthematrix ou #realityisfake circulent massivement.

Une expression virale au cœur de la sphère anglophone

Sur Google Trends, *we live in a simulation* est nettement plus recherché que *simulation theory*. Popularisée par Elon Musk en 2016, l'expression circule massivement sur les réseaux sociaux, souvent accompagnée de vidéos montrant des scènes étranges présentées comme des « preuves » d'une réalité simulée.

Entre 2020 et 2025, elle a maintenu un niveau de recherche élevé, avec des pics marqués en mars et décembre 2021 (en pleine pandémie), ainsi qu'en avril 2024 et avril 2025. Le pic d'avril 2024 coïncide avec l'éclipse solaire totale du 8 avril. Sur les réseaux sociaux, plusieurs vidéos virales ont relayé l'idée que ce phénomène astronomique pouvait provoquer un bogue dans la simulation ou une rupture dans le programme. Ces spéculations, amplifiées par des influenceurs, ont ravivé l'intérêt pour cette hypothèse. Le pic de 2025 est lié à la publication d'études scientifiques sur le sujet, relançant l'intérêt pour l'hypothèse d'un univers simulé.

En comparaison, les recherches francophones restent marginales, confirmant que cette croyance se propage surtout dans l'univers numérique anglophone.

Intérêt pour l'expression « we live in a simulation » (2020-2025)

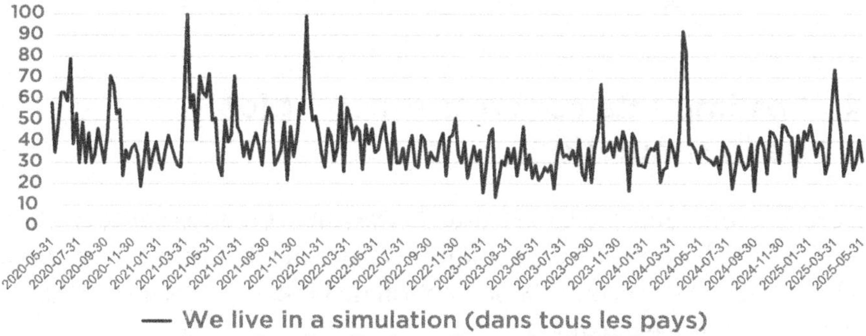

Source : Données collectées par l'auteure sur Google Trends

Une viralité surtout nord-américaine et européenne

Les recherches proviennent majoritairement des pays anglophones et d'Europe du Nord. Les États-Unis, le Canada, le Royaume-Uni, l'Australie, la Nouvelle-Zélande, ainsi que la Norvège, la Suède, la Finlande, le Danemark, la Slovénie, la Grèce, la Lituanie, la Roumanie, l'Irlande, la Serbie et la Bulgarie figurent parmi les plus actifs.

La plupart des pays d'Asie, d'Afrique et d'Amérique latine enregistrent de faibles taux.

Carte mondiale (mot-clé we live in a simulation)

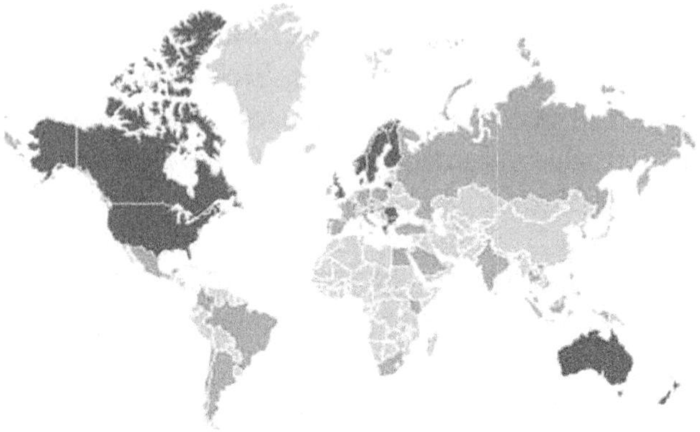

Légende : plus foncé = plus fréquent
Source : données collectées par l'auteure sur Google Trends

4. Les impacts concrets du complot de la simulation

Derrière son apparence abstraite, la croyance en une réalité simulée a des effets bien réels. En semant le doute sur la nature du monde, elle modifie chez certains la perception de la réalité, des institutions... et de leur propre existence.

Une perte d'ancrage et de responsabilités

En suggérant que tout serait faux, contrôlé ou artificiel, la théorie érode la confiance dans le monde réel. Si tout est programmé, à quoi bon s'informer, s'engager, agir ? Ce doute peut mener à un repli sur soi, un détachement social, voire une forme de paranoïa. Chez certains, il entraîne une désensibilisation morale : crises, injustices et souffrances sont perçues comme des tests, des illusions ou de simples erreurs du scénario.

Dépersonnalisation : quand les autres deviennent des figurants

Dans certaines sphères complotistes, ceux qui pensent autrement ne sont plus considérés comme des individus, mais comme des PNJ, des figurants programmés. Cette vision alimente un sentiment de supériorité chez ceux qui se croient « éveillés » et encourage la déshumanisation. À force de voir les autres comme de simples pions dans un décor artificiel, certains finissent par ne plus reconnaître en eux des êtres humains à part entière. Les liens humains s'effacent, remplacés par la distance, le mépris ou l'indifférence.

Une quête de sens face au chaos

Au contraire, pour certains, croire que la réalité est simulée permet de rétablir un ordre derrière le chaos. Si tout est programmé, alors rien n'arrive par hasard. Même les événements les plus absurdes trouvent une explication. L'hypothèse joue le rôle que Dieu remplissait autrefois : une manière de donner du sens à un monde perçu comme incohérent.

Reste à voir comment cette croyance pourrait évoluer.

5. Comment la théorie du complot de la simulation pourrait-elle évoluer ?

Dans les prochaines années, cette croyance pourrait suivre des trajectoires diverses, selon l'évolution des technologies et les transformations sociales. Voici trois scénarios contrastés.

Scénario 1 : le doute s'installe durablement

Avec l'essor de l'intelligence artificielle ultra-réaliste, des interfaces cerveau-machine et des mondes virtuels immersifs, la frontière entre réel et simulé devient de plus en plus floue.

La théorie n'est ni prouvée ni réfutée, mais s'impose peu à peu comme une manière familière d'expliquer ce qui nous échappe. Les récits de bogues, de synchronicités ou de signes cachés se multiplient sur les réseaux. Plus le monde semble chaotique, plus l'idée d'une simulation paraît logique, presque rassurante.

Scénario 2 : la théorie est confirmée

Une découverte scientifique majeure, une fuite d'information ou un événement spectaculaire révèle que la simulation n'est plus une hypothèse, mais un fait. Nous vivons dans une simulation. Point final.

Les conséquences sont vertigineuses : perte de sens, panique existentielle, bouleversement des certitudes. Qui contrôle la simulation ? Pourquoi ? Peut-on en sortir ?

La vraie question devient alors : comment vivre avec cette vérité ?

Scénario 3 : la théorie s'effondre

L'hypothèse de la simulation est finalement discréditée. Des découvertes sur la conscience, la physique fondamentale ou les limites de la modélisation montrent qu'un monde simulé est hautement improbable, voire absurde.

Mais même réfutée, l'idée persiste. Parce qu'elle aide à mettre de l'ordre dans le chaos, elle continue de séduire.

Tant qu'elle alimente l'imaginaire collectif, elle gardera son pouvoir d'attraction.

Conclusion : simulation ou non, vivre pleinement

Le complot de la simulation soulève plus de questions qu'il n'en résout. Derrière les hypothèses et les théories persiste un doute plus ancien : et si le réel n'était qu'une illusion ? Cette interrogation, née chez Platon, refait surface dans un monde saturé d'écrans, de technologies et de réalités virtuelles.

Si cette idée fascine, ce n'est pas parce qu'elle est prouvée, mais parce qu'elle agit comme un miroir. Elle reflète nos angoisses, notre quête de sens et cette impression tenace de vivre dans un monde absurde.

La simulation nous pousse à repenser ce que signifie exister, ressentir, choisir.

Simulation ou non, une chose demeure : il nous reste une vie. Et elle mérite d'être pleinement vécue.

Sources et références

Textes fondateurs et hypothèses scientifiques

Aaronson, S. (2013). *The Ghost in the Quantum Turing Machine*, arXiv. https://arxiv.org/abs/1306.0159

Baudrillard, J. (1981). *Simulacres et simulation*. Paris : Éditions Galilée.

Bostrom, N. (2003). Are You Living in a Computer Simulation? *The Philosophical Quarterly*, 53(211), 243–255. https://doi.org/10.1111/1467-9213.00309

Greene, B. (1999). *The Elegant Universe: Superstrings, Hidden Dimensions, and the Quest for the Ultimate Theory*. W. W. Norton & Company, 448 p.

Hogan, C. J. (2009). Indeterminacy of Holographic Quantum Geometry. *Physical Review D*, 79(8).

Lloyd, S. (2006). *Programming the Universe*. Knopf, 240 p.

Tegmark, M. (2008). *The Mathematical Universe*. Foundations of Physics.

Vopson, M. M. (2023). The Second Law of Infodynamics and Its Implications for the Simulated Universe Hypothesis. *AIP Advances*, 13(10). https://pubs.aip.org/aip/adv/article/13/10/105308/2915332

Sciences cognitives, simulation et conscience

Carroll, S. (2016). *The Big Picture: On the Origins of Life, Meaning, and the Universe Itself*. Dutton, 480 p.

Chalmers, D. J. (2017). *The Virtual and the Real*. Disputatio.

Hossenfelder, S. (2018). *Lost in Math: How Beauty Leads Physics Astray*. Basic Books, 304 p.

Markram, H., Muller, E., Ramaswamy, S. et al. (2015). *Reconstruction and Simulation of Neocortical Microcircuitry*. Cell, 163(2). https://doi.org/10.1016/j.cell.2015.09.029

Ney, P., Koscher, K., Organick, L., Ceze, L., & Kohno, T. (2017). *Computer Security, Privacy, and DNA Sequencing*. University of Washington.

Vazza, F. (2025. Astrophysical constraints on the simulation hypothesis for this Universe: why it is (nearly) impossible that we live in a simulation. *Frontiers in Physics,* vol. 13.

Contenus vulgarisés et culture numérique

Kipping, D. (2020). *Why You're Probably Not a Simulation,* vidéo YouTube, chaîne *Cool Worlds*, août. https://www.youtube.com/watch?v=HA5YuwvJkpQ

Moskowitz, C. (2016). Are We Living in a Computer Simulation? *Scientific American.* https://www.scientificamerican.com/article/are-we-living-in-a-computer-simulation/

Stieb, M. (2019). *15 Irrefutable Reasons We Might Be Living in a Simulation.* Vulture. https://www.vulture.com/2019/02/15-irrefutable-reasons-we-might-be-living-in-a-simulation.html

Université de Portsmouth (2025). *Scientist suggests gravity further supports theory we are living in a simulated universe.* https://www.port.ac.uk/

Plateformes de discussion et contenus viraux

Reddit, *r/SimulationTheory,* sous-forum actif depuis 2012, regrou-pant témoignages, vidéos de bogue, spéculations et échanges pseu-doscientifiques.

Ascher, R. (2021). *A Glitch in the Matrix,* documentaire.

Conclusion finale : le prix du doute

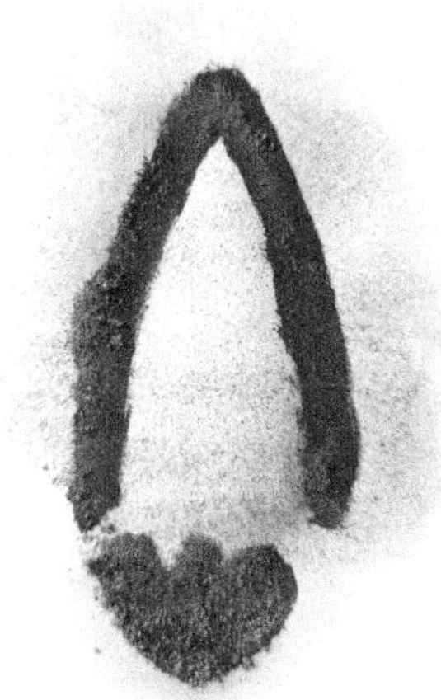

Ce livre n'a pas été écrit pour juger. Il ne cherche pas à rassurer ni à convaincre. Il a voulu exposer, sans détour, des théories qui circulent, qui dérangent, qui s'installent. Elles ont quitté les marges d'internet pour s'ancrer dans le quotidien, les conversations, les décisions politiques. On ne peut plus les ignorer. Elles font désormais partie du paysage.

Malgré leur diversité, ces théories suivent une même trame. Elles pointent un plan caché, malveillant, visant à affaiblir, manipuler, contrôler ou faire disparaître. Les coupables sont souvent les mêmes : gouvernements, élites économiques, institutions scientifiques, organisations internationales.

Pourtant, derrière chaque complot se cachent des tensions bien réelles que ce livre a mises en lumière. Une méfiance profonde envers ceux qui détiennent le pouvoir, le savoir, les leviers de décision. Une frustration face à l'opacité des choix, à la froideur des institutions, au cynisme du progrès.

Il y a aussi l'emprise croissante des multinationales sur les décisions publiques, l'érosion des souverainetés nationales, les inégalités persistantes, l'accélération technologique, une santé soumise aux logiques de profit. Le trafic aérien devient, à lui seul, le symbole d'une mondialisation hors de contrôle.

À tout cela s'ajoute une désorientation profonde, un sentiment de perte et d'abandon, dans un monde qui va trop vite.

Dans un monde de plus en plus complexe, il devient difficile de nommer ce qui nous dépasse. Plutôt que de creuser, de comprendre, on se raccroche parfois à des explications toutes faites. Les théories du complot, en dépit de leurs excès, ont cette force : elles racontent une histoire.

Elles remplissent aussi un vide. Un vide que ni les médias, ni les institutions, ni les experts n'ont su combler. Elles offrent une explication à ce qui paraît incohérent, une cohérence à ce qui semble chaotique. En cela, elles pallient une carence de sens.

Ces théories prolifèrent en ligne. Internet agit comme un amplificateur. Il les rend plus visibles, plus accessibles, plus séduisantes. Les algorithmes proposent ce qu'on croit déjà. Les forums rassemblent ceux qui pensent pareil. Les commentaires approuvent, valident, confirment.

Ces espaces offrent aussi une appartenance. On y retrouve des alliés, une communauté, une cause à défendre.

Ces croyances laissent des traces. Elles minent la santé publique, creusent les divisions, justifient l'exclusion ou la violence. Elles brisent des familles, détruisent des amitiés, isolent. À force de tout remettre en question, on finit par se couper du monde. Et ce vide, d'autres s'en emparent.

Le tableau qui suit résume ces six théories.

Que cherchons-nous à combler, quand la vérité ne suffit plus ?

Tableau comparatif des six théories du complot

Théorie	Objectif du complot	Ennemis désignés	Origine du complot	Diffusion et vitalité numérique
Terre plate	Cacher la vraie forme de la Terre et contrôler la connaissance	Gouvernements, agences spatiales, institutions scientifiques	Années 1950, relancé en ligne dans les années 2000	Activité soutenue, pics en 2020, 2023 et 2024, forte présence mondiale surtout dans l'univers anglophone
Chemtrails	Manipuler le climat, la santé ou les comportements par pulvérisation aérienne	Gouvernements, alliances militaires, multinationales agrochimiques	Fin des années 1990, popularisé par internet dès 2000	Pics en 2020–2021, circulation continue depuis. Foyer initial aux États-Unis, forte présence en Europe centrale.
Grande réinitialisation	Restructurer l'économie et les sociétés pour accroître le contrôle des élites	Forum économique mondial, élites politiques et économiques mondiales	Héritée du nouvel ordre mondial (années 1990), relancé en 2020 avec la pandémie	Explosion en 2020–2022, chute ensuite, présence résiduelle.
Complot vaccinal	Nuire à la santé, manipuler la fertilité et introduire des technologies de surveillance	Big Pharma, gouvernements et milieux médicaux	Structuré dès les années 2000, amplifiée après 2020	Pics massifs entre 2020 et 2022, circulation faible mais continue, présence mondiale, y compris en Afrique
Grand remplacement / Génocide blanc	Faire disparaître les populations blanches par immigration, forte natalité et chaos social	Gouvernements progressistes, institutions internationales, élites culturelles et économiques, ONG et immigrés	Années 1990 pour le génocide blanc et 2010 pour le grand remplacement	Pics isolés en 2022 et 2025, circulation constante sous des formes détournées, faible volume apparent
Simulation	Maintenir l'humanité dans une illusion programmée pour l'observer, la contrôler ou l'exploiter	Humains du futur, extraterrestres, intelligences artificielles, groupes secrets, entités spirituelles	Années 2010, amplifié après 2020	Forte activité constante, pics réguliers, viralité marquée en Amérique du Nord et Europe du Nord.

Lexique

5G : Cinquième génération de technologie mobile, conçue pour offrir des connexions internet plus rapides et plus stables. Fréquemment ciblée dans les théories du complot comme un outil de surveillance ou de contrôle.

Adjuvant : Substance ajoutée à un vaccin pour renforcer la réponse immunitaire.

Algorithme : Système automatisé utilisé par des plateformes comme YouTube ou TikTok pour recommander du contenu. Peut orienter les utilisateurs vers des vidéos de plus en plus extrêmes, renforçant certaines croyances.

ARN messager (ARNm) : Molécule qui transmet des instructions génétiques aux cellules. Utilisée dans certains vaccins récents pour faire produire des protéines virales et déclencher une réponse immunitaire.

Big Pharma : Expression désignant les grandes multinationales pharmaceutiques, souvent accusées d'exercer une influence démesurée sur la recherche, les politiques de santé et les décisions publiques.

Cirrus induit : Nuage artificiel de haute altitude résultant de l'étalement des traînées de condensation laissées par les avions.

Crédit social : Système d'évaluation des individus basé sur leurs comportements, développé notamment en Chine, qui peut conditionner l'accès à certains services ou privilèges.

Démiurge : Entité créatrice du monde matériel, souvent vue comme imparfaite ou trompeuse. Dans les traditions gnostiques, elle maintient l'humanité prisonnière d'une illusion en lui faisant croire que ce monde est la réalité ultime.

Effet boomerang : Réaction contraire à l'effet recherché, où une tentative de convaincre ou de corriger une croyance renforce au contraire l'adhésion à cette croyance.

Effet Mandela : Phénomène où plusieurs personnes partagent le même faux souvenir. Parfois invoqué pour expliquer des incohérences perçues dans les faits rapportés par les autorités ou les médias.

Géo-ingénierie : Ensemble de techniques visant à modifier le climat terrestre, par exemple pour atténuer les effets du réchauffement climatique.

Glitch : Anomalie ou bogue dans la réalité, interprété comme un dysfonctionnement dans un univers simulé.

Globiste : Terme utilisé par les platistes pour désigner ceux qui adhèrent à la vision d'une Terre sphérique.

Gnosticisme : Courant spirituel ancien selon lequel le monde matériel est une illusion, et seule une minorité peut accéder à la connaissance véritable.

Infodémie : Surabondance d'informations, vraies ou fausses, qui rend difficile la compréhension d'un sujet et favorise la confusion, surtout en contexte de crise.

Matrice : Monde simulé et contrôlé par une entité extérieure, dans lequel les humains vivraient sans en avoir conscience.

Mème : Image ou vidéo virale, souvent humoristique ou moqueuse, diffusée sur internet pour exprimer une idée de manière percutante.

Métavers : Monde virtuel où l'on peut se déplacer, discuter, acheter ou jouer, comme dans la vraie vie, mais en ligne.

Nanoparticules : Particules extrêmement petites, utilisées notamment en médecine pour transporter des substances dans le corps, y compris dans certains vaccins.

Platiste : Personne qui croit que la terre est plate.

Qubits : Unités de base de l'informatique quantique, capables d'exister dans plusieurs états en même temps, contrairement aux bits classiques qui valent soit 0, soit 1.

Surveillance biométrique : Collecte et utilisation de données biologiques (empreintes digitales, reconnaissance faciale, etc.) pour identifier et suivre les individus.

Traînée de condensation : Nuage fin formé par la condensation de vapeur d'eau dans l'air froid à haute altitude, souvent derrière un avion.

Transhumanisme : Idée selon laquelle on peut utiliser la technologie pour rendre les humains plus forts, plus intelligents ou en meilleure santé.

Zététique : Démarche qui consiste à questionner les affirmations, vérifier les faits et examiner les preuves avant d'y croire.

Si *Autopsie des complots* vous a plu, prenez un instant pour laisser un court avis sur Amazon. Je le lirai avec attention et il comptera beaucoup pour moi. C'est le meilleur moyen de soutenir mon travail et d'aider d'autres lecteurs curieux à découvrir ce livre. Il vous suffit de scanner ce code QR.

Lecteurs canadiens :

Lecteurs européens :

Made in the USA
Monee, IL
04 November 2026

67377014R00115